陈积芳 / 主编

经络

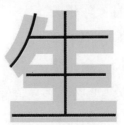

老年健康生活丛书 （第一辑）

养生

陈春艳 / 编著

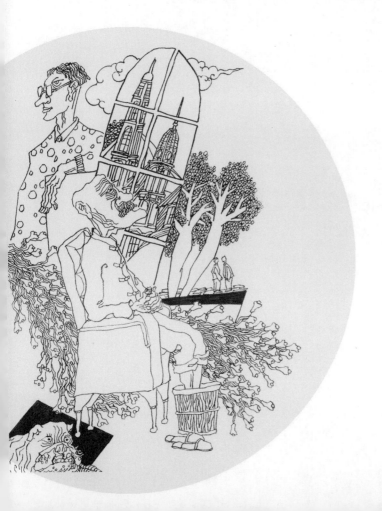

上海科学普及出版社

老年健康生活丛书编辑委员会

经络养生

编　　著　陈春艳

序言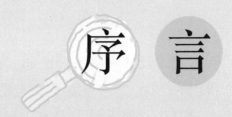

　　岁月流逝如滔滔江水，从朗朗童声和青春风茂之美好年代，转眼进入雪鬓霜鬓、步履蹒跚的老年。今天的老年人，为建设城市与家园付出了辛勤的劳动，理应健康安享晚年。每位经历人生光阴似箭的朋友，你感慨当今的变化吗？你珍惜眼前的生活吗？你回想过往的岁月吗？当你感到生命的航船可以平稳舒适地驶入又一番风景的港湾中，当你品味美好晚景夕阳红满天时，会有更多新的需要，新的念想。你想学习，可能会遇上陌生的问题；你也许会忧虑，因为你已展开又一个生命的重要阶段——老年。

　　上海这样一座2 400万人口的国际大都市，富有创新活力和文化底蕴。由于生活水平提高，医疗资源相对丰富，人均寿命增长，老龄化深度发展。60岁以上的老年人已达到33.2%，百岁老人占比达7.8‰，上海已进入国际标准的长寿城市。平均寿命达83岁，在国内仅次于香港。老年群体的各种需求势必越来越多，这是客观的存在。

　　正如老百姓说的俗语：金山银山不如健康是靠山。幸福的晚年生活，健康是第一条。而健康是老年人面对的最基本的大事，涉及老年阶段方方面面的综合知识、生活方式以及社会服务。比如，发达国家研究长寿课题并得出的结论，第一条就是晚年要有较好的社会交往活动，水、空气、睡眠和营养是基础保障，和谐适当的社会交际活动才是老年人生得以有内在动力的根本保障。因而唱歌跳舞、学用智能手机、旅游观光、含饴弄孙、莳花弄草、书法收藏、摄影交流、散步疾走等文娱活动，都是对老年健康有益的。

随着互联网科技的迅速发展和移动通讯的广泛使用，老年人想要跟上形势，学习新技能。如熟练使用智能手机，学会网上支付水电费、买快餐、订电影票、购买日用品等。

老年人饮食营养的保证很重要，易吸收的优质蛋白质、不饱和脂肪、新鲜蔬果中的维生素纤维素、转化能量的碳水化合物等，均要安排得当，科学合理饮食。这也是防治老年代谢病的重要措施。正所谓：管住你的嘴，学问真不少。

老年人的生命活动逐渐衰弱，有一些疾病"找上门来"也属正常，医疗与护理及保养都很重要。血压、血糖、尿酸指标，要了解这些基本常识，学习自我保健知识，建立健康管理理念。

说到老有所学，日新月异的科技创新的成就，也是老年群体所关注的。比如中国空间站将在太空的遨游，彩虹号深海潜水器，大口径射电望远镜，北斗卫星体系组成通信网络，5G信息科技传播的先进标准，量子通讯的安全原理，石墨烯材料充电新技术等，普通市民关心这些话题；老年人群，尤其是有深层次精神文化需求的老年人更是愿意与时俱进地学习。保持学习新知的好奇心，是心态年轻的标志。

更广义地讲，老龄产业是黄金产业。服务软件、营养饮食、老年教学、文化娱乐、康复辅具等方方面面，与老年人福祉相关的各类产品的设计与生产，急需资金和研发，并加以推广。

夕阳无限好，只是近黄昏。年老之人应修悟宁静淡泊的心态，保持慢节奏的生活姿态，从容不迫、优雅舒坦地过好当下的每一天。这需要有平衡的心理与情绪，预防可能发生的忧郁或焦虑的心理疾病。步入老年阶段，坦然面对衰老，平安幸福地过好晚年生活，我们每一位老者都准备好了吗？

为了关爱老年读者群体的精神文化生活，为他们提供更为广阔的视角和思考空间，乐享健康，乐享生活，智慧养老，科学养老，上海科学普及出版社精心策划了"老年健康生活丛书"。邀请各领域富有经验的专家学者为老年读者精心打造，第一辑推出《阳光心态》《经络养生》《健康管理》《老少同乐》《智能生活》《家庭园艺》《法律维权》《旅游英语》《科普新知》《智慧理财》共十种，涉及老年人群重点关注的养生保健、心理健康、法律法规、代际沟通、社会交往等主题，精心布局，反复研讨，集思广益，从老年读者的视角，以实际生活为内容支撑，通俗易懂，图文并茂。可以相信，"老年健康生活丛书"一定能服务于上海乃至全国的老年群体，发挥积极的科普和文化传播作用，为促进国家老年教育、老龄事业的发展做出应有的贡献。

陈积芳

2018年8月

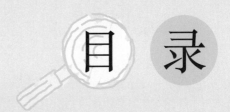

目　录

第六篇　经络调理

后记 / 215

第一篇

漫谈经络

知身·知经

武打片中经常会有这样的话，"待我打通你的任督二脉"，那么任督二脉是什么呢？它们有哪些神奇的功效呢？这就是本书所要介绍的经络。"经络"是中医用了几千年的名词，听起来玄妙无比，却与人体健康息息相关。那么，到底什么是经络？经络蕴藏了哪些玄妙？

　　其实，经络是经脉和络脉的总称，是人体内运行气血的通道。其中，"经"即经脉，有路径之意，是经络系统的主要干道，经脉贯通上下，沟通内外；"络"即络脉，有网络之意。络脉是经脉的分支，较经脉细小，纵横交错，遍布全身。经络内属于五脏六腑，外联络于四肢躯干，沟通于脏腑与体表之间，将人体脏腑、组织、器官联结成为一个有机的整体，使人体各部的功能活动得以保持协调和相对平衡。

　　整个经络系统像省道、国道以及高速公路，遍布四面八方，通过汽车等运输工具，担负着运输各种物资的任务，高速公路的主干就类似于人体经络系统的经脉，省道、国道就类似于人体的络脉，因此，人体经络系统也担负着向全身各处输送细胞所需要的养分养料；又像电信网络一样，自内向外，自外向内，无处不到，随时传递着机体内部和外部之间的各种信息。正确运用经络穴位，可以强身健体，防病治病。

经络的命名

　　经络系统以阴阳来命名。一切事物都可分为阴和阳两方面，两者又是互相联系的，经络的命名也包含有这层意思。一阴一阳衍化为三阴三阳，相互之间具有对应关系（表里相合）。

　　太阴——阳明　　少阴——太阳　　厥阴——少阳

　　三阴三阳是从阴阳气的盛衰（多少）来分：阴气最盛为太阴，其次为少阴，再次为厥阴；阳气最盛为阳明，其次为太阳，再次为少阳。三阴三阳的名称广泛应用于经络的命名，包括经脉、经别、络脉、经筋都是如此。分布于上肢内侧的为手三阴（手太阴、手少阴、手厥阴），外侧的为手三阳（手阳明、手太阳、手少阳）；下肢外侧的为足三阳（足阳明、足太阳、足少阳），内侧的为足三阴（足太阴、足少阴、足厥阴）。从手足（上下肢）阴阳的命名可以看出，经络学说的形成与四肢的关系密切。

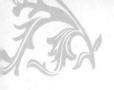
经络系统

　　经络作为运行气血的通道，以十二经脉为主，其"内属于府藏，外络于肢节"，将人体内外连贯起来，成为一个有机的整体。十二经别，是十二经脉在胸、腹及头部的重要支脉，沟通脏腑，加强表里经的联系。十五络脉，是十二经脉在四肢部以及躯干前、后、侧三部的重要支脉，起沟通表里和渗灌气血的作用。奇经八脉，是具有特殊作用的经脉，对其余经络起统率、联络和调节气血盛衰的作用。此外，经络的外部，筋肉也受经络支配分为十二经筋，皮肤也按经络的分布分为十二皮部。

十二经脉

十二经脉是经络学说的主要内容。"十二经脉者，内属于府藏，外络于支节"，概括说明了十二经脉的分布特点。内部，隶属于脏腑；外部，分布于躯体。又因为经脉"行血气"，其循行有一定方向，就是所说的"脉行之逆顺"，后来称为"流注"；各经脉之间还通过分支互相联系，即"外内之应，皆有表里"。

十二经脉循行走向：手三阴经从胸走手，手三阳经从手走头，足三阳经从头走足，足三阴经从足走腹（胸）。

名 称 分 类

十二经脉，有手经、足经、阴经、阳经之分，即十二经脉中分为手三阴经、手三阳经、足三阴经、足三阳经四组，这是根据各经脉所联系内脏的阴阳属性，及其在肢体主要循行部位和阴阳盛衰情况的不同而定。阳经属腑，行于四肢外侧；阴经属脏，行于四肢内侧；手经行于上肢，足经行于下肢。

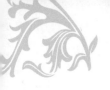
十二正经，"正"有方正、正式之意，这十二条经皆有一定的循行分布部位，各有其腧穴，每一条经与脏腑直接相连，即络属关系，并各主一定病证。它们是运行气血的主要部分，起着决定作用。一年有四季，计十二个月，"天人相应"。正如《灵枢·邪客》说："天有十二月……人有十二经脉……"也许是当时古人发现了恰恰十二条经脉之故。十二条经脉分为手三阴经、手三阳经、足三阳经、足三阴经，相互联系，根据主要循行部位，其分布和走向有一定的规律。即循行分布于上肢内侧的是手经、阴经；循行分布上肢外侧的是手经、阳经；循行分布在下肢内侧的是足经、阴经；循行分布下肢外侧的是足经、阳经。十二经脉内连脏腑，体内有心、肝、脾、肺、肾、心包络六脏，小肠、大肠、胆、膀胱、胃、三焦等六腑，这六脏六腑各有一条正经与之相连，且相互络属。凡经脉内连于脏，循行分布于四肢内侧的称阴经；凡经脉内连于腑，循行分布于四肢外侧的称阳经。在将十二经脉分属于阴阳两大类的基础上，根据阴阳二气盛衰消长的过程分之为太阴经、少阴经、厥阴经、太阳经、少阳经、阳明经。

交 接 分 布

十二经脉各有其循行部位及起止点，但它们的走向和分布有一定的规律。

走向和交接规律

关于十二经脉的走向和交接规律，《灵枢·逆顺肥瘦》

载："手之三阴，从脏走手；手之三阳，从手走头；足之三阳，从头走足；足之三阴，从足走腹。"指出了手三阴经的循行是从胸部经臂臑走向手指之端，交手三阳经；手三阳经脉从手指端循臂臑而上行于头面部，交足三阳经脉；足三阳经脉从头面部下行，经躯干和下肢而止于足趾间，交足三阴经；足三阴经脉从足趾间上行而止于胸腹部，交手三阴经。相互依次衔接，构成了"阴阳相贯，如环无端"的闭环径路。

手足三阴三阳十二经脉，内系六脏（包括心包络）六腑，阴经系脏，阳经系腑。脏经属脏络腑，腑经属腑络脏，从而构成脏腑阴阳的表里相合关系。如《素问·血气形志》言："足太阳与少阴为表里，少阳与厥阴为表里，阳明与太阴为表里，是为足阴阳也。手太阳与少阴为表里，少阳与厥阴为表里，阳明与太阴为表里，是为手之阴阳也。"十二经脉的这种阴阳表里关系，使其在生理上互相联系，在病理上互为影响。

分布概况

头部：头为诸阳之会，手足六阳经脉皆会于头。其分布特点是——手足少阳经行于头部两侧，手足阳明经行于面部，足太阳经行于后头顶及后项部，手太阳经行于两颊部。

躯干：足三阴经行于胸腹，足三阳经行于腰背（唯足阳明胃经行于身前）。

四肢：手足阴经与阳经分别交于四肢末端。阴经行于四肢的内侧，阳经行于四肢的外侧。分布在上肢内侧的经脉是：太阴在前，厥阴在中，少阴在后。分布在上肢外侧的

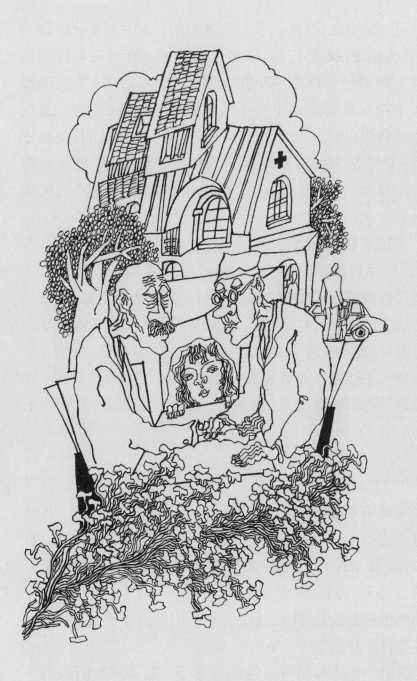

情况是：阳明在前，少阳在中，太阳在后。分布在下肢内侧的情况是：内踝上8寸以下，厥阴在前，太阴在中，少阴在后；8寸以上，太阴在前，厥阴在中，少阴在后。分布在下肢外侧的情况是：阳明在前，少阳在中，太阳在后。

生 理 机 能

中医学认为，经络在人体中具有极为重要的地位："经脉者，所以能决死生，处百病，调虚实，不可不通。"说明经络无论在生理、病理和疾病的防治等方面都具有重要作用。

其所以能决死生，是因为经络具有联系脏腑、沟通内外的作用。人体由五脏六腑、四肢百骸、五官九窍、皮肉筋骨等组成，它们各有其独特的生理功能。只有通过经络的联系作用，其功能才能相互配合、相互协调，从而使人体形成一个有机的整体。另外，气血是人体生命活动的物质基础，但必须通过经络运行气血，才能输布周身，以温养濡润各脏腑、组织和器官，维持机体的正常生理功能。处百病，是因为经络具有抗御病邪、反映证候的作用。经络行血气而使营卫之气密布全身，在内可调和营养五脏六腑，促进新陈代谢，在外可抗御病邪，防止内侵。调虚实，是因为经络具有感应传导、调整虚实的作用。当人体的某一部位受到刺激时，这个刺激就可沿着经脉传入人体内有关脏腑，使其发生相应的生理或病理变化，而这些变化，又可通过经络反应于体表。针刺中的"得气"就是经络感应、传导功能的具体体现。

所以，经络学说在中医临床上可以应用于解释病理变化、协助疾病诊断以及指导临床治疗。

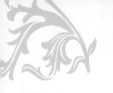

奇经八脉

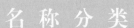
名 称 分 类

　　奇经八脉是督脉、任脉、冲脉、带脉、阴维脉、阳维脉、阴跷脉、阳跷脉的总称。它们与十二正经不同，既不直属脏腑，又无表里配合关系，"别道奇行"，故称奇经。八脉中的督脉、任脉、冲脉皆起于胞中，同出会阴，称为"一源三岐"，其中督脉行于腰背正中，上至头面；任脉行于胸腹正中，上抵颏部；冲脉与足少阴肾经相并上行，环绕口唇。带脉起于胁下，环行腰间一周。阴维脉起于小腿内侧，沿腿股内侧上行，至咽喉与任脉会合。阳维脉起于足跗外侧，沿腿膝外侧上行，至项后与督脉会合。阴跷脉起于足跟内侧，随足少阴等经上行，至目内眦与阳跷脉会合。阳跷脉起于足跟外侧，伴足太阳等经上行，至目内眦与阴跷脉会合，沿足太阳经至上额，于项后会合足少阳经。

　　奇经八脉交错地循行分布于十二经之间，其作用主要体现于两方面。其一，沟通了十二经脉之间的联系。奇经八脉将部位相近、功能相似的经脉联系起来，达到统摄有关经脉气血、协调阴阳的作用。督脉与六阳经有联系，称为"阳脉之海"，具有调节全身阳经经气的作用；任脉与六阴经有联系，称为"阴脉之海"，具有调节全身诸阴经经气的作用；冲脉与任脉、督脉、足阳明、足少阴等经有联系，故有"十二经之海""血海"之称，具有涵蓄十二经气血的作用；带脉约束联系了纵行躯干部的诸条足经；阴阳维脉联系阴经与阳经，分别主管一身之表里；阴阳跷脉主持阳动阴静，共司下肢运动与寤寐（寤，指醒；寐，指睡）。

其二，奇经八脉对十二经气血有蓄积和渗灌的调节作用。当十二经脉及脏腑气血旺盛时，奇经八脉能加以蓄积，当人体功能活动需要时，又能渗灌供应。冲、带、跷、维六脉腧穴，都寄附于十二经与任脉、督脉之中，惟任、督二脉各有其所属腧穴，故与十二经相提并论，合称为"十四经"。十四经具有一定的循行路线、病候及所属腧穴，是经络系统的主要部分，在临床上是针灸治疗及药物归经的基础。

生 理 机 能

奇经八脉在经络系统中占有极为重要的位置，它对十二经脉、经别、络脉起广泛的联系作用，并有主导调节全身气血盛衰的功能。

沟通联络

奇经八脉多数从十二经脉分出，在其循行分布过程中，与其他各经互相交会，沟通了各经络之间的关系。例如阳

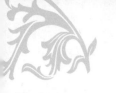

维联络各阳经交会于督脉的风府、哑门；阴维联络各阴经交会于任脉的天突、廉泉。手足三阳经，交会于督脉的大椎；足三阴经，交会于任脉的关元、中极。督脉、任脉、冲脉之间又互相沟通，冲脉还与足少阴、足阳明相联系，称为"十二经脉之海"；带脉横绕腰腹，联系着纵行于躯干的各条经脉。

统率主导

奇经八脉将性质作用相类似的经络组合在一起，并起统率和主导作用。督脉为"督领经脉之海""阳脉之海"，任脉为"阴脉之海"，冲脉为"十二经脉之海""血海"。因督脉是人体诸阳经脉的总汇，同时与肾、脑、肝经有密切联系，故它的功能是督领阳气和真元。任脉具有妊养和总调阴经脉气的功能，因人体以气为阳、血为阴，妇女胎、产、经、带诸病，与阴血关系密切，故有"任主胞胎"之说，说明任脉对诸阴经起主导和统率作用。冲脉起于胞中，与十二经脉五脏六腑有密切关系，故又称"十二经脉之海""五脏六腑之海"。带脉则有约束躯体各条经脉，调节其经气的功能。阴阳脉主肢体两侧之阴阳，阳主持阳气，阴主持阴气，对分布于下肢内、外侧的阴经和阳经有着统率和协调的作用。阴阳维脉有"维系""维络"人体阴经和阳经的功能，阳维脉主宰一身之表，阴维脉主宰一身之里。

渗灌调节

奇经八脉纵横交错循行于十二经脉之间，当十二经脉和脏腑之气旺盛时，奇经则加以储蓄；当十二经脉生理功能需要时，奇经又能渗灌和供应，因此起着调节和溢蓄正经脉气的作用。

特定穴

特定穴是十四经穴中具有特殊治疗作用，并以特定称号概括的腧穴。根据其不同的分布特点、含义和作用，主要介绍以下几种。

五 输 穴

五输穴是指十二经脉在肘、膝关节以下的井、荥、输、经、合穴，简称"五输"，每经5穴，共60穴。因五输穴对内脏疾病、五官疾病等有独特的治疗作用，是临床上应用非常广泛的一类特定穴。

《灵枢·九针十二原》中提出："经脉十二，络脉十五，凡二十七气，以上下，所出为井，所溜为荥，所注为俞（所过为原），所行为经，所入为合，二十七气所行，皆在五俞也。""所出为井"指水之初流，形容经脉之气血开始流注时的状态，脉气初发浅而小，为经脉原气所出的根本；"所溜为荥"指水出于井泉之后，形成微流之状，形容经脉之气血流注开始，脉

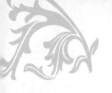

气稍大；"所注为俞（输）"指小水流逐渐成为较大的水流，形如灌入之状，又似转输、运送，形容经脉之气流注渐盛的状态，脉气较大；"所行为经"指水之通畅流行，形容经脉气血流注大盛之状态，脉气较盛；"所入为合"指百川入海，形容经脉之气血越行越深越盛，汇合于脏腑，脉气充盛，作用于内脏和躯干部位。概而言之，经气由四肢末端向心性地流注于肘膝关节，经气由小到大，由浅入深，由远及近。

五输穴分布在从手足末端至肘膝关节之间，各经井、荥、输、经、合的位置有基本相同的分布规律，这种位置分布上的共性与各穴在针感、主治作用方面表现出的共性有着内在联系：井穴多位于手足之端；荥穴多位于掌指或跖趾关节之前；输穴多位于掌指或跖趾关节之后；经穴多位于腕踝关节以上；合穴位于肘膝关节附近。

五 输 穴 歌

肺少鱼际与太渊，经渠尺泽穴相连。
大肠商阳与二间，三间阳溪曲池牵。
胃经厉兑内庭随，陷谷解溪足三里。
脾经隐白大都连，太白商丘阴陵泉。
心经少冲少府邻，神门灵道少海寻。
小肠少泽前谷溪，阳谷为经小海依。
膀胱至阴通谷从，束骨昆仑与委中。
肾经涌泉然谷宜，太溪复溜阴谷毕。
心包中冲劳宫乐，大陵间使连曲泽。
三焦关冲与液门，中渚支沟天井匀。
胆经窍阴侠溪行，临泣阳辅与阳陵。
肝经大敦与行间，太冲中封与曲泉。

俞 募 穴

俞穴、募穴常总称为俞募穴。俞穴是脏腑经气输注于背部的腧穴,各脏腑均有1个,共12个。募穴是脏腑经气结聚于胸腹部的腧穴,各脏腑也均有1个,共12个。俞穴位于背腰部,故又称背俞穴;募穴位于胸腹部,故又称腹募穴。因两者均与某一脏腑在生理功能、病理变化方面有密切联系,其主治作用具有相同之处,临床应用时又多同时配合使用,故多同时出现。

背俞穴在背部膀胱经第1侧线上分布,大体依脏腑位置上下排列,分别冠以脏腑之名。自上而下为肺俞、厥阴俞(心包之背俞穴)、心俞、肝俞、胆俞、脾俞、胃俞、三焦俞、肾俞、大肠俞、小肠俞、膀胱俞。

募穴皆位于胸腹部。脏腑之募穴大部分不位于本经上,而是依脏腑所在部位而定,多在各脏腑的附近,有在本经的,有在他经的,有的是双穴,有的是单穴,其具体分布是:位于任脉者有6个,心募巨阙穴、小肠募关元穴、心包募膻中穴、三焦募石门穴、胃募中脘穴、膀胱募中极穴;位于肝经者有2个,肝募期门穴(本经上)、脾募章门穴;位于胆经者有2个,胆募日月穴(本经上)、肾募京门穴;位于胃经者有1个,大肠募天枢穴;位于肺经者有1个,肺募中府穴(本经上)。位于任脉上的只有单穴,余皆为双穴。

俞穴、募穴均位于躯干部,生理上,是脏腑之气输注或结聚的部位,均与某一脏腑有密切关系。病理上,脏腑的疾病可以反应于俞募穴(反应病证)。治疗上,通过针灸俞穴、募穴可达到治疗脏腑病证的目的(治疗病证)。

原　穴

原穴是脏腑原气经过和留止的部位，多位于腕、踝关节附近，十二经脉各有1个原穴，故也称十二原。临床主要用于诊断和治疗本脏腑疾患。从原穴是脏腑原气经过和留止的特性来认识，原穴的治疗作用主要是调节脏腑功能，用于治疗脏腑病证，尤其是五脏病多用原穴治疗。

十二原穴歌

大肠合谷肺太渊，胃原冲阳太白脾。
小肠腕骨心神门，膀胱京骨肾太溪。
心包大陵焦阳池，肝经太冲胆丘墟。

络　穴

十五络脉从本经分出的部位各有1个腧穴，称为络穴。"络"有联络、散布之意。络穴的名称与本经络脉名称相同。络穴是络脉别出经脉的部位，从络穴处别出的十五络脉为络脉的主络，有明确的循行通路，然后络脉继续分支，越分越细，最后如网络般遍布全身。因此，络脉除沟通表里两经外，还与其他经脉有密切联系。十五络还有统属全身络脉的作用。此外，络脉还有输送营卫气血以渗灌濡养周身组织的作用，这种作用主要是通过别络、浮络、孙络来完成的。可见，十五络穴作为经脉之气与络脉之气交会的部位和络脉的起始部位，有着十分重要的作用。

络穴的内容首载于《灵枢·经脉》。十二经脉各有1个络穴，加上任脉络穴鸠尾、督脉络穴长强和脾之大络大包，总称十五络穴。

十五络穴歌

人身络穴一十五，我今逐一从头举，

手太阴络为列缺，手少阴络即通里，

手厥阴络为内关，手太阳络支正是，

手阳明络偏历当，手少阳络外关位，

足太阳络号飞扬，足阳明络丰隆记，

足少阳络为光明，足太阴络公孙寄，

足少阴络名大钟，足厥阴络蠡沟配，

阳督之络号长强，阴任之络号尾翳，

脾之大络号大包，十五络脉君须记。

八脉交会穴

八脉交会穴指奇经八脉与十二正经脉气相通的八个腧穴。八脉交会穴即公孙、内关、临泣、外关、后溪、申脉、列缺、照海8个腧穴，均位于肘膝关节以下。

八脉交会穴可以治疗所属正经及与正经有关的脏腑、经脉病证，也可以治疗奇经病。之所以能治疗多种疾病，主要在于此8穴与奇经八脉存在着特殊的交会关系。奇经八脉有一定的循行路线和病候，有沟通十二经脉之间联系，对十二经气血起着蓄积和渗灌的作用，由于除任、督二脉外，其余六经本身没有所属腧穴，当奇经发生病变时，即可选用

17

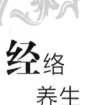
八脉交会穴治疗。

八脉交会穴歌

公孙冲脉胃心胸,内关阴维下总同。

临泣胆经连带脉,阳维目锐外关逢。

后溪督脉内眦颈,申脉阳跷络亦通。

列缺任脉行肺系,阴跷照海膈喉咙。

八 会 穴

八会穴是指人体8种精气会聚的8个腧穴,包括中脘、章门、绝骨、阳陵泉、膈俞、大杼、太渊、膻中。八会穴是根据人体生理情况和穴位的主治特点命名的,其中髓会、脉会、骨会与奇恒之腑有关。这些穴是气血生化和集中会聚的处所,大多分布在躯干。

八会穴的临床应用主要在治疗方面。这8个穴位虽属于不同的经脉,但对于各自所会的脏、腑、气、血、筋、脉、骨、髓相关的病证有特殊的治疗作用,临床上常把其作为治疗这些病证的主要穴位。

八会穴中,中脘、章门、膈俞、大杼、膻中分布在躯干,阳陵泉、绝骨、太渊分布在肢体,分布无明显的规律。

八 会 穴 歌

腑会中脘脏章门,髓会绝骨筋阳陵。

血会膈俞骨大杼,脉太渊气膻中存。

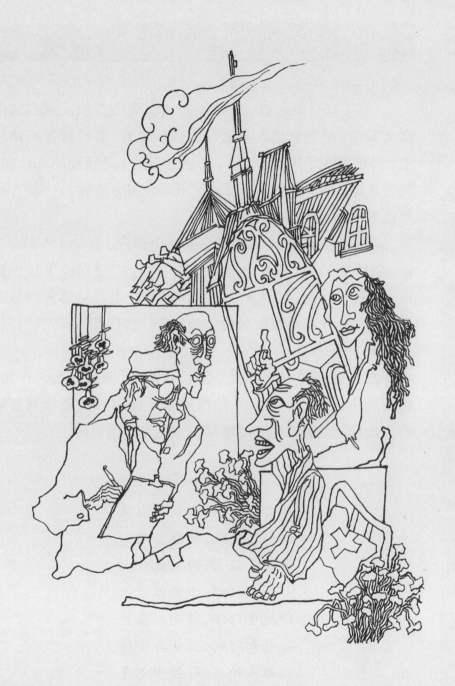

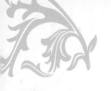
郄 穴

"郄"有空隙之意,是各经之气深聚的部位。从郄穴的含义而论,是气血出入于较深的部位之意,在经脉循行路线上,气血流注于肘、膝以下,个别在膝上,遇到迂曲部位时,气血汇聚、输注之状,如灌注于孔隙之中,故称为"郄",将此位置的腧穴称为郄穴。

郄穴共16穴,十二经脉各有1个郄穴,都位于本经上;阴、阳跷脉及阴、阳维脉也各有1个郄穴,分别位于足少阴肾、足太阳膀胱、足厥阴肝、足少阳胆经上。从郄穴的分布来看,大多分布于四肢肘膝关节以下,只有胃经郄穴梁丘位于膝上。

郄穴是经气深聚之处,有汇聚气血、调理气血的作用。郄穴的主治特点有二:一是擅治本经循行部位及所属脏腑的急性病证,尤其是急性疼痛;二是治疗出血证。

十 六 郄 穴 歌

郄义即孔隙,本属气血集。

肺向孔最取,大肠温溜别。

胃经是梁丘,脾属地机穴。

心则取阴郄,小肠养老列。

膀胱金门守,肾向水泉施。

心包郄门刺,三焦会宗持。

胆郄在外丘,肝经中都是。

阳跷跗阳走,阴跷交信期。

阳维阳交穴,阴维筑宾知。

下 合 穴

　　下合穴是指手足三阳六腑之气下合于足三阳经的6个腧穴，又称六腑下合穴，也有称六合穴。下合穴包括下巨虚、上巨虚、委阳、委中、足三里、阳陵泉6个。

　　《灵枢·邪气脏腑病形》提出"合治六腑"的理论，下合穴是治疗六腑病证的主要穴位之一。下合穴具有通降腑气的作用，在治疗腑证方面收效较好。六腑"泻而不藏"，以通为用，其病多实，临证时，常用下合穴以通降腑气，多获良效。

第二篇

十二经脉

正经·腧穴

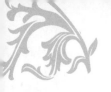

▦ 手太阴肺经

【循行】

手太阴肺经：起始于中焦胃部，向下络于大肠，回过来沿着胃上口，穿过膈肌，属于肺脏。从肺系气管、喉咙部横出腋下（中府、云门），下循上臂内侧，走手少阴、手厥阴经之前（天府、侠白），下向肘中（尺泽），沿前臂内侧桡骨边缘（孔最），进入寸口桡动脉搏动处（经渠、太渊），上向大鱼际部，沿边际（鱼际），出大指的末端（少商）。

▼ 手太阴肺经

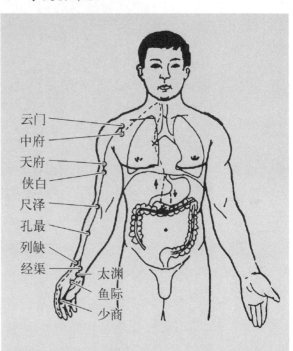

云门
中府
天府
侠白
尺泽
孔最
列缺
经渠
太渊
鱼际
少商

24

【病候】

本经发生异常情况表现为下列病症：肺部胀满，气喘、咳嗽，锁骨上窝"缺盆"内（包括喉咙部分）疼痛；严重的则交捧着两手，感到胸部烦闷，视觉模糊。还可发生前臂部的气血阻逆如厥冷、麻木、疼痛等症。

本经所属腧穴能主治有关"肺"方面所发生的病症，如咳嗽，气上逆而不平，喘息气粗，心烦不安，胸部满闷，上臂、前臂的内侧前边（经脉所过之处）疼痛或厥冷，或掌心发热。

本经气盛有余的实证，多见肩背疼痛，感冒风寒自汗出，伤风，小便频数，口鼻嘘气；本经气虚不足的虚证，多见肩背疼痛怕冷，气短、呼吸急促，小便颜色异常。

【腧穴】

中府（LU1） 肺募穴

定位 胸前正中线旁开6寸，平第1肋间隙处。

主治 咳嗽，气喘，肺胀满，胸痛，肩背痛。

云门（LU2）

定位 胸前正中线旁开6寸，锁骨下缘处。

主治 咳嗽，气喘，胸痛，肩关节内侧痛。

天府（LU3）

定位 在臂内侧面，肱二头肌桡侧缘，腋前纹头下3寸处。

主治 气喘，瘿气，鼻衄，上臂内侧痛。

侠白（LU4）

定位 前臂内侧面，肱二头肌桡侧缘，腋前纹头下4寸，或肘横纹上5寸处。

主治 咳嗽，气喘，干呕，烦满，上臂内侧痛。

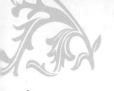

经络
养生

尺泽（LU5） 合穴

定位 在肘横纹中,肱二头肌腱桡侧凹陷处。

主治 咳嗽,气喘,咯血,潮热,胸部胀满,咽喉肿痛,吐泻,小儿惊风,肘臂挛痛。

孔最（LU6） 郄穴

定位 在前臂掌面桡侧,尺泽与太渊连线,腕横纹上7寸处。

主治 咳嗽,气喘,咯血,咽喉肿痛,肘臂挛痛,痔疾。

列缺（LU7） 络穴；八脉交会穴,通于任脉

定位 在前臂,腕掌侧远端横纹上1.5寸,拇短伸肌腱与拇长展肌腱之间,拇长展肌腱沟的凹陷中。侧掌取穴。简便取法:两手虎口交叉,用一手示指压在另一手的桡骨茎突上,当示指尖端尽处陷中是穴。

主治 咳嗽,气喘,咽喉痛,半身不遂,口眼歪斜,偏头痛,项强痛,腕痛无力,牙痛。

经渠（LU8） 经穴

定位 在桡骨茎突与桡动脉之间陷中,当腕掌侧横纹上1寸处。

主治 咳嗽,气喘,胸痛,咽喉肿痛,手腕痛。

太渊（LU9） 输穴；原穴；八会穴之脉会

定位 在腕掌侧横纹桡侧端,桡动脉搏动处。

主治 咳嗽,气喘,咯血,胸痛,咽喉肿痛,无脉症,手腕痛。

鱼际（LU10） 荥穴

定位 在第1掌骨中点桡侧,赤白肉际处。

主治 咳嗽,咯血,发热,咽干,咽喉肿痛,失音,乳痈,掌中热,小儿疳积。

少商（LU11） 井穴

定位 在拇指桡侧端,指甲角旁约0.1寸处。

主治 咽喉肿痛,咳嗽,鼻衄,中风昏迷,中暑,呕吐,癫狂,高热,小儿惊风。

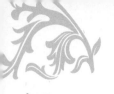
手阳明大肠经

【循行】

手阳明大肠经：从示指末端起始（商阳），沿示指桡侧缘（二间、三间），出第一、二掌骨间（合谷），进入两筋（拇长伸肌腱和拇短伸肌腱）之间（阳溪），沿前臂桡侧（偏历、温溜、下廉、上廉、手三里），进入肘外侧（曲池、肘髎），经上臂外侧前边（手五里、臂臑），上肩，出肩峰部前边（肩髃、巨骨，会秉风），向上交

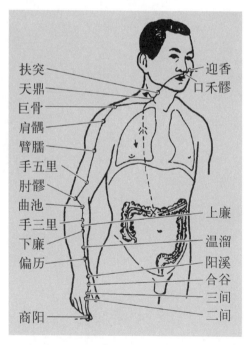

▲ 手阳明大肠经

会颈部（会大椎），下入缺盆（锁骨上窝），络于肺，通过横膈，属于大肠。

【病候】

本经发生异常情况表现为下列病症：牙齿痛，颈部肿胀。

本经所属腧穴能主治有关"津"方面所发生的病症：眼睛昏黄，口干，鼻塞，流清涕或出血，喉咙痛，肩前、上臂部痛，大指侧的次指（示指）痛而运用欠灵活。

凡属于气盛有余的症状，则当经脉所过的部分发热和肿胀；属于气虚不足的症状，则发冷、战栗而不容易回暖。

【腧穴】

商阳（LI1）　井穴

定位　在示指桡侧端，指甲角旁0.1寸处。

主治　耳聋，齿痛，咽喉肿痛，颔肿，手指麻木，热病，昏迷。

二间（LI2）　荥穴

定位　握拳，在示指桡侧掌指关节前凹陷中。

主治　齿痛，咽喉肿痛，目痛，口眼歪斜，热病。

三间（LI3）　输穴

定位　握拳，在第2掌骨小头桡侧后陷中。

主治　目痛，齿痛，咽喉肿痛，身热，腹满，肠鸣。

合谷（LI4）　原穴

定位　在手背，第1、2掌骨间，当第2掌骨中点桡侧。

主治　头痛，目赤肿痛，鼻衄，齿痛，牙关紧闭，口眼歪斜，耳聋，痄腮，咽喉肿痛，热病，多汗，无汗，腹痛，便秘，经闭，滞产，小儿惊风，半身不遂，瘾疹，疟疾。

阳溪（LI5）　经穴

定位　在腕背横纹桡侧端，当拇短伸肌腱与拇长伸肌腱

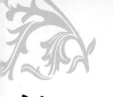

之间的凹陷中。

主治 头痛，目赤肿痛，耳鸣，耳聋，齿痛，咽喉肿痛，臂腕疼痛。

操作 直刺0.5～0.8寸；可灸。

偏历（LI6） 络穴

定位 屈肘，在阳溪与曲池连线上，当腕背横纹上3寸处。

主治 耳鸣，耳聋，目赤，鼻衄，喉痛，臂腕酸痛。

温溜（LI7） 郄穴

定位 屈肘，在阳溪与曲池连线上，当腕背横纹上5寸处。

主治 头痛，面肿，鼻衄，咽喉肿痛，口舌肿痛，疔疮，肠鸣腹痛，肩臂酸痛。

下廉（LI8）

定位 在阳溪与曲池连线上，当肘横纹下4寸处。

主治 头痛，眩晕，目痛，腹痛，腹胀，肘臂痛，上肢不遂。

上廉（LI9）

定位 在阳溪与曲池连线上，当曲池下3寸处。

主治 头痛，半身不遂，肩臂酸痛麻木，腹痛，肠鸣，腹泻。

手三里（LI10）

定位 在阳溪与曲池穴连线上，当曲池下2寸处。

主治 肘臂疼痛，上肢瘫痪麻木，腹痛，腹泻，腹胀，齿痛，失音。

曲池（LI11） 合穴

定位 屈肘成直角，在肘横纹桡侧端与肱骨外上髁连线中点处。

主治 热病,半身不遂,风疹,手臂肿痛无力,咽喉肿痛,目赤肿痛,齿痛,腹痛,吐泻,痢疾,高血压,瘰疬,癫狂。

肘髎(LI12)

定位 屈肘,在曲池穴上方1寸,当肱骨边缘处。

主治 肘臂酸痛,麻木,挛急,嗜卧。

手五里(LI13)

定位 在曲池与肩髃连线上,当曲池上3寸处。

主治 肘臂疼痛,挛急,瘰疬,嗜卧。

臂臑(LI14)

定位 在曲池与肩髃连线上,当曲池上7寸处。

主治 肩臂疼痛,颈项拘挛,目疾,瘰疬。

肩髃(LI15)

定位 在肩峰与肱骨大结节之间,三角肌上部中央凹陷中。简易取穴:臂外展或向前平举时,肩部出现两个凹陷,前方的凹陷即是本穴。

主治 肩臂疼痛,手臂挛急,上肢不遂,瘾疹,瘰疬。

巨骨(LI16)

定位 在肩上部,当锁骨肩峰端与肩胛冈之间凹陷处。

主治 肩背及上肢疼痛,上肢抬举,伸展不便,瘰疬,瘿气。

天鼎(LI17)

定位 在颈外侧,胸锁乳突肌后缘,当扶突穴下1寸处。

主治 咽喉肿痛,暴喑,梅核气,瘰疬,瘿气。

扶突(LI18)

定位 在喉结旁开3寸,当胸锁乳突肌的胸骨头与锁骨头之间。

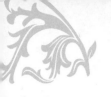
主治 咳嗽，气喘，咽喉肿痛，暴喑，瘿气，瘰疬，吞咽困难。

口禾髎（LI19）

定位 在上唇部，鼻孔外缘直下，平水沟穴处。

主治 鼻塞，鼻衄，口歪，口噤。

迎香（LI20）

定位 在鼻翼外缘中点旁开0.5寸，当鼻唇沟中。

主治 鼻塞，鼻衄，鼻息肉，口㖞，胆道蛔虫。

足阳明胃经

【循行】

足阳明胃经：从鼻旁开始（会迎香），交会鼻根中，旁边会足太阳经（会睛明），向下沿鼻外侧（承泣、四白），进入上齿槽中（巨髎），回出来夹口旁（地仓）环绕口唇（会人中），向下交会于颏唇沟（会承浆）；退回来沿下颌出面动脉部（大迎），再沿下颌角（颊车），上耳前（下关），经颧弓上（会上关、悬厘、颔厌），沿发际（头维），至额颅中部（会神庭）。

【病候】

本经发生异常情况表现为下列病症：战抖发冷，喜欢伸腰，屡屡呵欠，颜面暗黑。病发时，厌恶人和火光，听到木器声音就惕惕惊慌，心要跳动，独自关闭房门，遮塞窗户而睡。严重的则可能登高而歌，不穿衣服就走。胸膈部响，腹部胀满。还可发为小腿部的气血阻逆，如厥冷、麻木、酸痛等症。

本经所属腧穴能主治有关"血"方面所发生的病症：

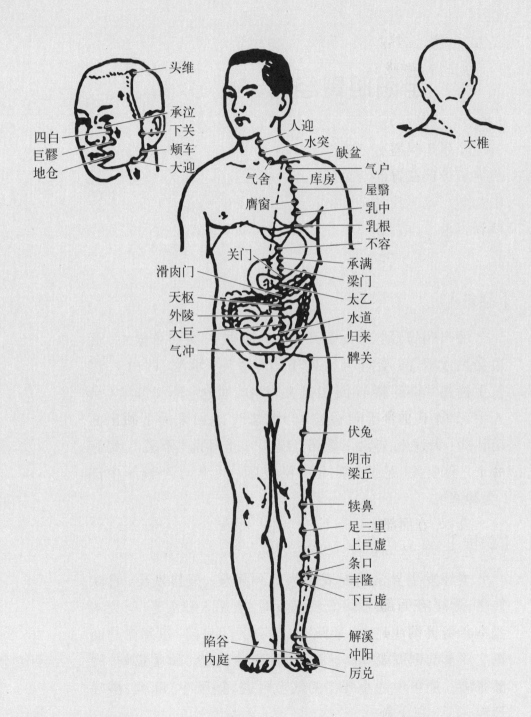

头维

承泣
下关
颊车
大迎

四白
巨髎
地仓

人迎
水突
缺盆
气户
气舍
库房
屋翳
乳中
乳根
不容

膺窗

关门
承满
梁门
太乙
水道
归来
髀关

滑肉门
天枢
外陵
大巨
气冲

伏兔
阴市
梁丘

犊鼻
足三里
上巨虚
条口
丰隆
下巨虚

陷谷
内庭

解溪
冲阳
厉兑

大椎

▲ 足阳明胃经

躁狂,疟病,温热病,自汗出,鼻塞流涕或出血,口歪,唇生疮疹,颈部肿,喉咙痛,腹大水肿,膝关节肿痛;沿着胸前、乳部、气街(气冲穴部)、腹股沟部、大腿前、小腿外侧、足背上均痛,足中趾运用欠灵活。

凡属于气盛有余的症状,则身体前面都发热,气盛有余的症状表现在胃部,则消化强而容易饥饿,小便颜色黄。属于气虚不足的症状,则身体前面都发冷、寒战,胃部寒冷则感到胀满。

【腧穴】

承泣(ST1)

定位 在面部瞳孔直下,当眼球与眶下缘之间。

主治 目赤肿痛,流泪,夜盲,眼睑瞤动,口眼㖞斜。

四白(ST2)

定位 在面部瞳孔直下,当眶下孔凹陷处。

主治 目赤痛痒,迎风流泪,目翳,眼睑瞤动,口眼㖞斜,头面疼痛。

巨髎(ST3)

定位 在面部瞳孔直下,平鼻翼下缘处,当鼻唇沟外侧。

主治 口眼㖞斜,眼睑瞤动,鼻衄,齿痛,面痛。

地仓(ST4)

定位 在面部口角外侧,上直对瞳孔。简易取穴法:口角向外旁开约0.4寸处是穴。

主治 口眼㖞斜,口角瞤动,唇缓不收,齿痛,流泪。

大迎(ST5)

定位 在下颌角前下方1.3寸,咬肌附着部的前缘,当面动脉搏动处。

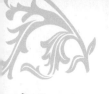

主治 牙关紧闭,口㖞,齿痛,颊肿,面肿,面痛。

颊车 (ST6)

定位 下颌角前上方约1横指 (中指),当咀嚼时咬肌隆起,按之凹陷处。

主治 口眼㖞斜,齿痛,颊肿,牙关紧闭,面肌痉挛。

下关 (ST7)

定位 在面部耳前方,当颧弓与下颌切迹所形成的凹陷中。

主治 牙关紧闭,下颌疼痛,齿痛,面痛,口眼㖞斜,耳鸣,耳聋。

头维 (ST8)

定位 在头侧部,当额角发际上0.5寸,头正中线旁开4.5寸处。

主治 头痛,目眩,目赤肿痛,迎风流泪,眼睑瞤动,视物不明。

人迎 (ST9)

定位 在颈部喉结旁,当胸锁乳突肌的前缘,颈总动脉搏动处。

主治 咽喉肿痛,高血压,头痛眩晕,瘰疬,胸满喘息,饮食难下,瘿气。

水突 (ST10)

定位 在颈部胸锁乳突肌的前缘,当人迎与气舍连线的中点。

主治 瘰疬,瘿瘤,咳逆上气,喘息不得卧,咽喉肿痛,呃逆。

气舍 (ST11)

定位 当锁骨内侧端的上缘,胸锁乳突肌的胸骨头与锁骨头之间。

主治 咽喉肿痛,喘息,呃逆,瘰疬,瘿气,颈项强急。

缺盆（ST12）

定位 在锁骨上窝中央,距前正中线4寸。

主治 咳嗽,气喘,咽喉肿痛,缺盆中痛,瘰疬。

气户（ST13）

定位 在胸部,当锁骨中点下缘,距前正中线4寸。

主治 咳嗽,气喘,呃逆,胸胁支满,胸痛。

库房（ST14）

定位 在胸部,当第1肋间隙,距前正中线4寸。

主治 咳嗽,气喘,咳唾脓血,胸肋胀痛。

屋翳（ST15）

定位 在胸部,当第2肋间隙,距前正中线4寸。

主治 咳嗽,气喘,咳唾脓血,胸肋胀痛,乳痈。

膺窗（ST16）

定位 在胸部,当第3肋间隙,距前正中线4寸。

主治 咳嗽,气喘,胸肋胀痛,乳痈。

乳中（ST17）

定位 在胸部,当第4肋间隙,乳头中央,距前正中线4寸。

说明 本穴不针不灸,只作胸腹部腧穴的定位标志。

乳根（ST18）

定位 在胸部,当乳头直下,乳房根部,当第5肋间隙,距前正中线4寸。

主治 咳嗽,气喘,呃逆,胸痛,乳痈,乳汁少。

不容（ST19）

定位 在上腹部,当脐中上6寸,距前正中线2寸。

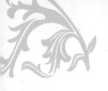

主治 呕吐,胃病,食欲不振,腹胀。

承满(ST20)

定位 在上腹部,当脐中上5寸,距前正中线2寸。

主治 胃痛,吐血,食欲不振,腹胀。

梁门(ST21)

定位 在上腹部,当脐中上4寸,距前正中线2寸。

主治 胃痛,呕吐,食欲不振,腹胀,泄泻。

关门(ST22)

定位 在上腹部,当脐中上3寸,距前正中线2寸。

主治 腹胀,腹痛,肠鸣泄泻,水肿。

太乙(ST23)

定位 在上腹部,当脐中上2寸,距前正中线2寸。

主治 胃病,心烦,癫狂。

滑肉门(ST24)

定位 在上腹部,当脐中上1寸,距前正中线2寸。

主治 胃痛,呕吐,癫狂。

天枢(ST25)

定位 在腹中部,平脐中,距脐中2寸。

主治 腹胀肠鸣,绕脐痛,便秘,泄泻,痢疾,月经不调。

外陵(ST26)

定位 在下腹部,当脐中下1寸,距前正中线2寸。

主治 腹痛,疝气,痛经。

大巨(ST27)

定位 在下腹部,当脐中下2寸,距前正中线2寸。

主治 小腹胀满,小便不利,疝气,遗精,早泄。

水道(ST28)

定位 在下腹部,当脐中下3寸,距前正中线2寸。

主治 小腹胀满,小便不利,痛经,不孕,疝气。

归来(ST29)

定位 在下腹部,当脐中下4寸,距前正中线2寸。

主治 腹痛,疝气,月经不调,白带,阴挺。

气冲(ST30)

定位 在腹股沟稍上方,当脐中下5寸,距前正中线2寸。

主治 肠鸣腹痛,疝气,月经不调,不孕。

髀关(ST31)

定位 在大腿前面,当髂前上棘与髌底外侧端的连线上,屈髋时,平会阴,居缝匠肌外侧凹陷处。

主治 腰痛膝冷,痿痹,腹痛。

伏兔(ST32)

定位 在大腿前面,当髂前上棘与髌底外侧端的连线上,髌底上6寸。

主治 腰痛膝冷,下肢麻痹,疝气,脚气。

阴市(ST33)

定位 在大腿前面,当髂前上棘与髌底外侧端的连线上,髌底上3寸。

主治 腿膝痿痹,屈伸不利,疝气,腹胀腹痛。

梁丘(ST34) 郄穴

定位 在髂前上棘与髌骨底外缘连线上,当髌底上2寸处。

主治 膝关节肿痛,屈伸不利,下肢不遂,胃痛,乳痈。

犊鼻(ST35)

定位 屈膝,在膝部,髌骨与髌韧带外侧凹陷中。

主治 膝关节肿痛,屈伸不利,脚气。

足三里(ST36) 合穴;胃下合穴

定位 在小腿前外侧,当犊鼻下3寸,距胫骨前缘1横

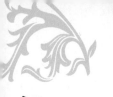

指处。

主治 胃痛，呕吐，腹胀，肠鸣，消化不良，下肢痿痹，泄泻，便秘，痢疾，疳积，癫狂，中风，脚气，水肿，下肢不遂，心悸，气短，虚劳羸瘦。本穴有强壮作用，为保健要穴。

上巨虚（ST37） 大肠下合穴

定位 在小腿前外侧，当犊鼻下6寸，距胫骨前缘1横指（中指）。

主治 腹痛，腹胀，痢疾，便秘，肠痈，中风瘫痪，脚气，下肢痿痹。

条口（ST38）

定位 在小腿前外侧，当犊鼻下8寸，距胫骨前缘1横指处。

主治 肩臂不得举，下肢冷痛，脘腹疼痛，跗肿，转筋。

下巨虚（ST39） 小肠下合穴

定位 在小腿前外侧，当犊鼻下9寸，距胫骨前缘1横指处。

主治 小腹痛，腰脊痛引睾丸，乳痈，下肢痿痹，泄泻，大便脓血。

丰隆（ST40） 络穴

定位 在小腿前外侧，当外踝尖上8寸，条口外，距胫骨前缘2横指。

主治 痰多，哮喘，胸痛，头痛，咽喉肿痛，便秘，癫狂痫证，下肢痿痹，呕吐。

解溪（ST41） 经穴

定位 在足背与小腿交界处的横纹中央凹陷中，当拇长伸肌腱与趾长伸肌腱之间。

主治 头痛，眩晕，癫狂，腹胀，便秘，胃热谵语，目赤，下肢痿痹,脚背肿痛。

冲阳（ST42） 原穴

定位 在足背最高处,当拇长伸肌腱与趾长伸肌腱之间,足背动脉搏动处。

主治 口眼歪斜,面肿,齿痛,癫狂痫证,胃痛,足痿无力。

陷谷（ST43） 输穴

定位 在足背,当第2、第3跖骨结合部前方凹陷处。

主治 面目浮肿,目赤肿痛,肠鸣腹泻,足背肿痛,热病。

内庭（ST44） 荥穴

定位 在足背,当第2、第3趾间缝纹端赤白肉际处。

主治 齿痛,口喝,喉痹,鼻衄,腹痛,腹胀,痢疾,泄泻,足背肿痛,热病,胃痛吐酸。

厉兑（ST45） 井穴

定位 在足第2趾末节外侧,趾甲角旁0.1寸处。

主治 面肿,口喝,齿痛,鼻衄,胸腹胀满,热病,多梦,癫狂。

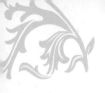

经络
养生

▦ 足太阴脾经

【循行】

足太阴脾经：从大趾末端开始（隐白），沿大趾内侧赤白肉际（大都），经核骨（第一骨小头）后（太白、公孙），上向内踝前边（商丘），上小腿内侧，沿胫骨后（三阴交、漏谷），交出足厥阴肝经之前（地机、阴陵泉），上膝股内侧前边（血海、箕门），进入腹部（冲门、府舍、腹结、大横；中极、关元，属于脾，络于胃，腹哀；会下脘、日月、期门），通过膈肌，夹食管旁（食窦、天

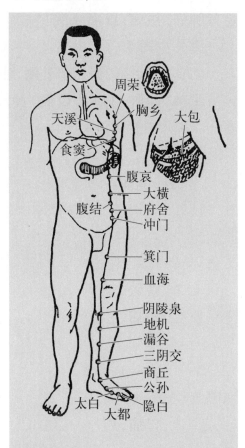

▼ 足太阴脾经

溪、胸乡、周荣;络大包;会中府),连舌根,散布舌下。

支脉:从胃部分出,上过膈肌,流注心中,接手少阴心经。

【病候】

本经发生异常情况表现为下列病症:舌根部发硬,进食即吐,胃脘痛,腹胀,好嗳气,大便或排气后便感到轻松,全身感到沉重无力。

本经所属腧穴能主治有关"脾"方面所发生的病症:舌根部痛,身体不能活动,胃口差,心胸烦闷,心窝下急痛,大便溏,腹有痞块,泄利,或小便不通,黄疸,不能安睡,勉强站立,大腿和小腿内侧肿、厥冷,足大趾运用欠灵活。

【腧穴】

隐白(SP1) 井穴

定位 在足大趾末节内侧,趾甲角旁0.1寸处。

主治 腹胀,便血,尿血,月经过多,崩漏,癫狂,多梦,惊风,昏厥,胸痛。

大都(SP2) 荥穴

定位 在足内侧缘,当足大趾本节(第1跖趾关节)前下方赤白肉际凹陷处。

主治 腹胀,胃痛,消化不良,泄泻,便秘,热病汗不出,体重肢肿,心痛,心烦。

太白(SP3) 输穴;原穴

定位 在足内侧缘,当足第1跖骨小头后缘,赤白肉际凹陷处。

主治 胃痛,腹胀,腹痛,肠鸣,泄泻,呕吐,痢疾,便秘,

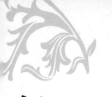
痔疾,脚气,体重节痛。

公孙(SP4) 络穴;八脉交会穴

定位 在足内侧缘,当第1跖骨基底部的前下方。

主治 胃痛,呕吐,饮食不化,腹胀腹痛,肠鸣,泄泻,痢疾,心烦失眠,水肿,发狂妄言,嗜卧,足痛,足肿,脚气。

商丘(SP5) 经穴

定位 在足内踝前下方凹陷中,当舟骨结节与内踝尖连线的中点处。

主治 腹胀,肠鸣,泄泻,便秘,饮食不化,黄疸,倦怠嗜卧,癫狂,小儿癫痫,咳嗽,足踝痛,痔疾。

三阴交(SP6) 肝、脾、肾三经交会穴

定位 在小腿内侧,当足内踝尖上3寸,胫骨内侧缘后方。

主治 肠鸣,腹胀,泄泻,消化不良,月经不调,痛经,经闭,赤白带下,阴挺,产后血晕,滞产,不孕,阳痿,遗精,遗尿,疝气,小便不利,失眠,下肢痿痹,脚气。

漏谷(SP7)

定位 在内踝尖上6寸,胫骨内缘后方。

主治 腹胀,肠鸣,小便不利,遗精,下肢痿痹,腿膝厥冷,足踝肿痛。

地机(SP8) 郄穴

定位 在小腿内侧,当内踝尖与阴陵泉的连线上,阴陵泉下3寸。

主治 腹痛,泄泻,小便不利,水肿,月经不调,痛经,遗精。

阴陵泉(SP9) 合穴

定位 在小腿内侧,当胫骨内侧髁下缘陷中。

主治 腹胀,水肿,小便不利,泄泻,尿失禁,茎中痛,遗精,妇人阴痛,膝痛,黄疸。

血海(SP10)

定位 屈膝,在髌骨内上缘上2寸处。

主治 月经不调,痛经,闭经,崩漏,瘾疹,湿疹,丹毒,皮肤瘙痒,小便淋涩,股内侧痛。

箕门(SP11)

定位 在大腿内侧血海穴与冲门穴的连线上,当血海穴上6寸处。

主治 小便不利,遗尿,腹股沟肿痛。

冲门(SP12)

定位 在耻骨联合上缘中点旁开3.5寸处。

主治 腹痛,疝气,痔疾,崩漏,带下。

府舍(SP13)

定位 在冲门穴外上方0.7寸,前正中线旁开4寸处。

主治 腹痛,疝气,腹满积聚,霍乱吐泻。

腹结(SP14)

定位 在大横穴下1.3寸,前正中线旁开4寸处。

主治 腹痛,腹泻,大便秘结。

大横(SP15)

定位 在脐中(神阙穴)旁开4寸处。

主治 腹痛,腹泻,大便秘结。

腹哀(SP16)

定位 在上腹部,当脐中上3寸,前正中线旁开4寸处。

主治 腹痛,便秘,泄泻,痢疾,消化不良。

食窦(SP17)

定位 在胸前正中线旁开6寸,当第5肋间隙处。

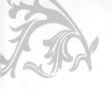

主治 胸胁胀痛,嗳气,反胃,腹胀,水肿。

天溪(SP18)

定位 在胸前正中线旁开6寸,当第4肋间隙处。

主治 胸痛,咳嗽,乳痈,乳少。

胸乡(SP19)

定位 在胸前正中线旁开6寸,当第3肋间隙处。

主治 胸胁胀痛。

周荣(SP20)

定位 在胸前正中线旁开6寸,当第2肋间隙处。

主治 咳嗽,气喘,胸胁胀满,胁痛。

大包(SP21)　脾之大络

定位 在胸胁部腋中线上,当第6肋间隙处。

主治 胸胁胀满,咳嗽,气喘,胁肋痛,全身疼痛,四肢无力。

手少阴心经

【循行】

手少阴心经：从心中开始，出来属于心脏与它脏相连的系带，下过膈肌，络小肠。

支脉：从心脏的系带部向上挟咽喉，而与眼球内连于脑的系带相联系。

直行脉：从心系（即心与他脏相联系的系带）上行至肺，向下出于腋下（极泉），沿上臂内侧后缘，走手太阴，手厥阴经之后（青灵），下向肘内（少海），沿前臂内侧后缘（灵道、通里、阴郄、神门），到掌后豌豆骨部进入掌内

手少阴心经 ▼

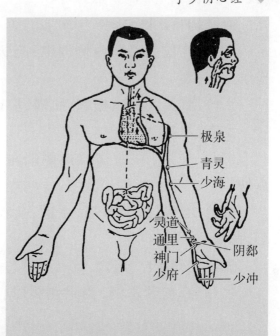

极泉
青灵
少海
灵道
通里
神门
少府
阴郄
少冲

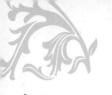

后边（少府），沿小指的桡侧出于末端（少冲），接手太阳小肠经。

【病候】

本经发生异常情况表现为下列病症：咽喉干燥，心口痛，口渴，还可发为前臂部的气血阻逆，如厥冷、麻木、酸痛等症。

本经所属腧穴能主治有关"心"方面所发生的病症：眼睛发黄，胸胁疼痛，上臂、前臂内侧后边痛或厥冷，手掌心热痛。

【腧穴】

极泉（HT1）

定位 在腋窝顶部正中，腋动脉搏动处。

主治 上肢不遂，肩臂疼痛，心痛，胸闷，胁肋胀痛，瘰疬，咽干烦渴。

青灵（HT2）

定位 在肱二头肌内侧沟中，当极泉与少海连线上，肘横纹上3寸处。

主治 目黄，头痛，振寒，胁痛，肩臂痛。

少海（HT3） 合穴

定位 屈肘，在肘横纹内侧端与肱骨内上髁连线的中点处。

主治 心痛，肘臂挛痛，手颤，头项痛，腋胁痛，瘰疬，健忘，暴喑。

灵道（HT4） 经穴

定位 在前臂掌侧，当尺侧腕屈肌腱桡侧缘，腕横纹上

1.5 寸处。

主治 心痛,心悸怔忡,暴喑,舌强不语,肘臂挛痛。

通里(HT5) 络穴

定位 在前臂掌侧,当尺侧腕屈肌腱桡侧缘,腕横纹上1寸处。

主治 心悸怔忡,暴喑,舌强不语,腕臂痛。

阴郄(HT6) 郄穴

定位 在前臂掌侧,当尺侧腕屈肌腱桡侧缘,腕横纹上0.5寸处。

主治 心痛,心悸,惊恐,吐血,衄血,失语,骨蒸盗汗。

神门(HT7) 输穴;原穴

定位 在腕掌侧横纹尺侧端,尺侧腕屈肌腱桡侧凹陷中。

主治 心痛,心烦,惊悸,怔忡,失眠,健忘,癫狂痫证,胸胁痛,掌中热。

少府(HT8) 荥穴

定位 在手掌面第4、第5掌骨之间,握拳时小指尖所点之处。

主治 心悸,胸痛,小便不利,遗尿,阴痒痛,小指拘急疼痛,掌中热,善惊。

少冲(HT9) 井穴

定位 在小指桡侧端,指甲角旁约0.1寸处。

主治 心悸,心痛,癫狂,热病,中风昏迷,臂内后廉痛,胸胁痛。

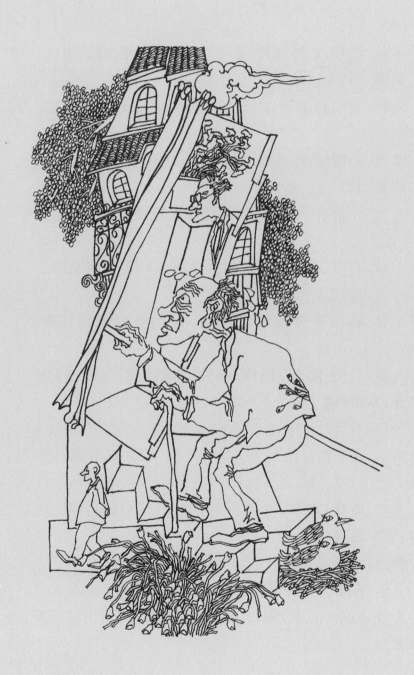

手太阳小肠经

【循行】

手太阳小肠经：从小指外侧末端开始（少泽），沿手掌尺侧（前谷、后溪），上向腕部（腕骨、阳谷），出尺骨小头部（养老），直上沿尺骨下边（支正），出于肘内侧当肱骨内上髁和尺骨鹰嘴之间（小海），向上沿上臂外后侧，出肩关节部（肩贞、臑俞），绕肩胛（天宗、秉风、曲垣），交会肩上（肩外俞、肩中俞；

会附分、大杼、大椎），进入缺盆（锁骨上窝），络于心，沿食管，通过膈肌，到胃（会上脘、中脘），属于小肠。

支脉：从锁骨上行沿颈旁（天窗、天容），上向面颊（颧髎），到外眼角

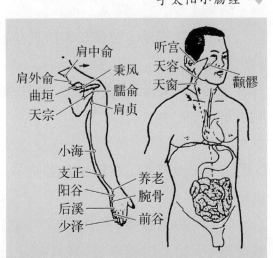

手太阳小肠经 ▼

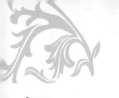

（会瞳子髎），弯向后（会和髎），进入耳中（听宫）。

另一支脉：从面颊部分出，上向颧骨，靠鼻旁到内眼角（会睛明），接足太阳膀胱经。此外，小肠与足阳明胃经的下巨虚脉气相通。

【病候】

本经发生异常情况表现为下列病症：咽喉痛，颔下肿不能回顾，肩部痛得像牵引，上臂痛得像折断。

本经所属腧穴能主治有关"液"方面所发生的病症：耳聋，眼睛昏黄，面颊肿，颈部、颔下、肩胛、上臂、前臂的外侧后边痛。

【腧穴】

少泽（SI1）　井穴

定位　在小指尺侧端，指甲角旁0.1寸处。

主治　头痛，目翳，咽喉肿痛，乳痈，乳少，热病，昏迷，耳鸣，耳聋，肩臂外侧后缘疼痛。

前谷（SI2）　荥穴

定位　微握拳，在第5掌指关节前尺侧，掌指横纹头赤白肉际处。

主治　热病汗不出，疟疾，癫狂痫证，耳鸣，头痛，目痛，咽喉肿痛，乳少。

后溪（SI3）　输穴；八脉交会穴，通督脉

定位　微握拳，在第5掌指关节后尺侧，掌横纹头赤白肉际处。

主治　头项强痛，热病，疟疾，癫狂痫证，耳聋，目赤，咽喉肿痛，手指及肘臂挛痛，腰背痛。

腕骨（SI4） 原穴

定位 俯掌,在第5掌骨基底与钩状骨之间的凹陷中赤白肉际处。

主治 头痛,项强,耳鸣耳聋,目翳,热病汗不出,疟疾,黄疸,消渴,胁痛。

阳谷（SI5） 经穴

定位 在腕背横纹尺侧端,当尺骨茎突与三角骨之间陷中。

主治 头痛,目眩,耳鸣,耳聋,热病,癫狂痫证,腕痛。

养老（SI6） 郄穴

定位 以掌向胸,在尺骨茎突桡侧缘凹陷中。

主治 目视不明,肩、背、肘、臂酸痛,急性腰痛。

支正（SI7） 络穴

定位 在前臂外侧后缘,当阳谷与小海穴连线上,阳谷穴上5寸处。

主治 头痛,目眩,项强,热病,癫狂,消渴,肘臂挛痛,手指痛。

小海（SI8） 合穴

定位 在肘内侧,当尺骨鹰嘴与肱骨内上髁之间凹陷处。

主治 肘臂疼痛,癫痫,耳鸣,耳聋。

肩贞（SI9）

定位 在腋后皱襞缝纹头上1寸处。

主治 肩胛痛,手臂麻木,上肢不举,缺盆中痛,耳鸣耳聋。

臑俞（SI10）

定位 腋后皱襞缝纹直上,当肩胛冈下缘凹陷中。

主治 肩臂疼痛,瘰疬。

天宗（SI11）

定位 在肩胛骨冈下窝的中央。

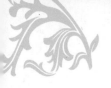

主治　肩胛疼痛，肩臂外后侧痛，气喘，乳痈。

秉风（SI12）

定位　在肩胛骨冈上窝中央，当天宗穴直上，举臂有凹陷处。

主治　肩臂疼痛，上肢酸麻不举，咳嗽。

曲垣（SI13）

定位　在肩胛骨冈上窝内侧端，当臑俞与第2胸椎棘突连线的中点处。

主治　肩背痛，肩胛部拘挛疼痛。

肩外俞（SI14）

定位　在第1胸椎棘突下，旁开3寸处。

主治　肩背酸痛，颈项强急，肘臂冷痛。

肩中俞（SI15）

定位　在第7颈椎棘突下，旁开2寸处。

主治　肩背疼痛，咳喘，落枕，目视不明。

天窗（SI16）

定位　在胸锁乳突肌后缘，当扶突穴后0.5寸，与喉结相平处。

主治　耳鸣，耳聋，咽喉肿痛，颈项强急，暴喑，癫狂痫证，瘾疹。

天容（SI17）

定位　在下颌角后，胸锁乳突肌前缘陷中。

主治　耳鸣，耳聋，咽喉肿痛，颈项肿痛。

颧髎（SI18）

定位　在目外眦直下，颧骨下缘陷中。

主治　口眼歪斜，眼睑痉挛，齿痛，唇肿。

听宫（SI19）

定位　在耳屏前，下颌骨髁状突的后缘，张口呈凹陷处。

主治　耳鸣，耳聋，聤耳，齿痛，癫狂痫证。

足太阳膀胱经

【循行】

足太阳膀胱经：从内眼角开始（睛明），上行额部（攒竹、眉冲、曲差；会神庭、头临泣），交会于头顶（五处、承光、通天；会百会）。

支脉：从头顶分出到耳上角（会曲鬓、率谷、浮白、头窍阴、完骨）。

直行主干：从头顶入内络于脑（络却、玉枕；会脑户、风府），复出项部（天柱）分开下行：一支沿肩胛内侧，夹脊旁（会大椎、陶道；经大杼、风门、肺俞、厥阴俞、心俞、督俞、膈俞），到达腰中（肝俞、胆俞、脾俞、胃俞、三焦俞、肾俞），进入脊旁筋肉，络于肾，属于膀胱（气海俞、大肠俞、关元俞、小肠俞、膀胱俞、中膂俞、白环俞）。一支从腰中分出，夹脊旁，通过臀部（上髎、次髎、中髎、下髎、会阳、承扶），进入窝中（殷门、委中）。

背部另一支脉：从肩胛内侧分别下行，通过肩胛（附分、魄户、膏肓俞、神堂、膈关、魂门、阳纲、意舍、胃仓、肓门、志室、胞肓、秩边），经过髋关节部（会环跳穴），沿大腿

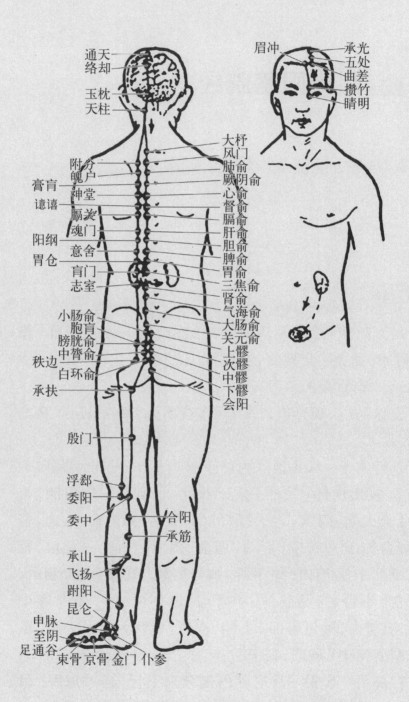

通天
络却
玉枕
天柱

眉冲
承光
五处
曲差
攒竹
睛明

附分
魄户
膏肓
神堂
谚谆
膈关
魂门
阳纲
意舍
胃仓
肓门
志室

小肠俞
胞肓
膀胱俞
中膂俞
秩边
白环俞
承扶

大杼
风门
肺俞
厥阴俞
心俞
督俞
膈俞
肝俞
胆俞
脾俞
胃俞
三焦俞
肾俞
气海俞
大肠俞
关元俞
上髎
次髎
中髎
下髎
会阳

殷门

浮郄
委阳
委中

合阳
承筋

承山
飞扬
跗阳
昆仑
申脉
至阴
足通谷
束骨 京骨 金门 仆参

足太阳膀胱经

外侧后边下行（浮郄、委阳），会合于窝中（委中），由此向下通过腓肠肌部（合阳、承筋、承山），出外踝后方（飞扬、跗阳、昆仑），沿第五跖骨粗隆（仆参、申脉、金门、京骨），到小趾的外侧（束骨、足通谷、至阴），下接足少阴肾经。

【病候】

本经发生异常情况表现为下列病症：头重痛，眼睛胀痛，后项强痛，脊背痛，腰痛，髋关节不能弯曲，腘窝僵直，腓肠肌痛；还可发生外踝部的气血阻逆，如厥冷、麻木、酸痛等症。

本经所属腧穴能主治有关"筋"方面所发生的病症：痔，疟疾，躁狂，癫痫，头囟后项痛，眼睛昏黄、流泪，鼻塞、多涕或出血，后项、背腰部、骶尾部、膝部、腓肠肌、脚都可发生病痛，小脚趾运用欠灵活。

【腧穴】

睛明（BL1）

定位　在目内眦角稍内上0.1寸凹陷处。

主治　目赤肿痛，迎风流泪，胬肉攀睛，目翳，目视不明，近视，夜盲，色盲，目眩。

攒竹（BL2）

定位　在眉头陷中，眶上切迹处。

主治　头痛，目眩，眉棱骨痛，目赤肿痛，目视不明，流泪，眼睑眴动，口眼歪斜，眼睑下垂，近视。

眉冲（BL3）

定位　在攒竹直上入发际0.5寸，神庭与曲差连线之间。

主治　头痛，眩晕，目视不明，鼻塞，癫痫。

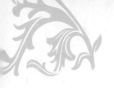
曲差（BL4）

定位 在前发际正中直上0.5寸,旁开1.5寸,即神庭与头维连线的内1/3与中1/3交点上。

主治 头痛,头晕,目视不明,目痛,鼻塞,鼽衄。

五处（BL5）

定位 在前发际正中直上1寸,旁开1.5寸处。

主治 头痛,目眩,目视不明,癫痫,鼻衄。

承光（BL6）

定位 在前发际正中直上2.5寸,旁开1.5寸处。

主治 头痛,目眩,呕吐心烦,目视不明,鼻塞多涕,癫痫。

通天（BL7）

定位 在前发际正中直上4寸,旁开1.5寸处。

主治 头痛,头重,眩晕,鼻塞,鼻渊。

络却（BL8）

定位 在前发际正中直上5.5寸,旁开1.5寸处。

主治 眩晕,耳鸣,目视不明,鼻塞,癫狂痫证。

玉枕（BL9）

定位 在后发际正中直上2.5寸,旁开1.3寸处。

主治 头项痛,目痛,鼻塞,呕吐。

天柱（BL10）

定位 在后发际正中直上0.5寸（哑门穴）旁开1.3寸,当斜方肌外缘凹陷处。

主治 头痛,项强,眩晕,目赤肿痛,肩背痛,鼻塞。

大杼（BL11） 八会穴之骨会

定位 在第1胸椎棘突下,旁开1.5寸处。

主治 咳嗽,发热,头痛,颈项拘急,肩背痛。

操作 斜刺0.5～0.8寸;可灸。本经背部诸穴不宜深刺,以免伤及内部重要脏器。

风门（BL12）

定位　在第2胸椎棘突下,旁开1.5寸处。

主治　伤风,咳嗽,发热头痛,目眩,项强,胸背痛,鼻塞流涕。

肺俞（BL13）　肺背俞穴

定位　在第3胸椎棘突下,旁开1.5寸处。

主治　咳嗽,气喘,胸满,背痛,骨蒸,潮热,盗汗,咯血,鼻塞。

厥阴俞（BL14）　心包背俞穴

定位　在第4胸椎棘突下,旁开1.5寸处。

主治　心痛,心悸,胸闷,咳嗽,呕吐。

心俞（BL15）　心背俞穴

定位　在第5胸椎棘突下,旁开1.5寸处。

主治　心痛,心烦,惊悸怔忡,失眠,健忘,梦遗,咳嗽,胸背痛,吐血,盗汗,癫狂痫症。

督俞（BL16）

定位　在第6胸椎棘突下,旁开1.5寸处。

主治　心痛,腹痛,腹胀,肠鸣,呃逆。

膈俞（BL17）　八会穴之血会

定位　在第7胸椎棘突下,旁开1.5寸处。

主治　胃脘痛,呕吐,呃逆,饮食不下,咳嗽,吐血,潮热,盗汗。

肝俞（BL18）　肝背俞穴

定位　在第9胸椎棘突下,旁开1.5寸处。

主治　黄疸,胁痛,吐血,目赤,目视不明,眩晕,夜盲,癫狂痫证,背痛。

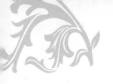

胆俞（BL19） 胆背俞穴

定位 在第10胸椎棘突下,旁开1.5寸处。

主治 口苦,胁痛,黄疸,呕吐,食不化。

脾俞（BL20） 脾背俞穴

定位 在第11胸椎棘突下,旁开1.5寸处。

主治 腹胀,腹泻,腹痛,胃痛,呕吐,消化不良,黄疸,水肿,背痛。

胃俞（BL21） 胃背俞穴

定位 在第12胸椎棘突下,旁开1.5寸处。

主治 胃脘痛,呕吐,腹胀,肠鸣,完谷不消,胸胁痛。

三焦俞（BL22） 三焦背俞穴

定位 在第1腰椎棘突下,旁开1.5寸处。

主治 胃脘痛,腹胀,呕吐,肠鸣,完谷不化,水肿,痢疾,胸胁痛,腰背痛。

肾俞（BL23） 肾背俞穴

定位 在第2腰椎棘突下,旁开1.5寸处。

主治 阳痿,遗精,早泄,不孕,遗尿,小便不利,水肿,月经不调,白带,腰背酸痛,头昏,耳鸣,耳聋,喘咳少气。

气海俞（BL24）

定位 在第3腰椎棘突下,旁开1.5寸处。

主治 腰痛,痛经,肠鸣,痔疾。

大肠俞（BL25） 大肠背俞穴

定位 在第4腰椎棘突下,旁开1.5寸处。

主治 腹胀,腹痛,泄泻,痢疾,便秘,腰脊疼痛。

关元俞（BL26）

定位 在第5腰椎棘突下,旁开1.5寸处。

主治 腹胀,泄泻,小便不利,遗尿,消渴,腰痛。

小肠俞(BL27) 小肠背俞穴

定位 在骶正中嵴旁1.5寸,平第1骶后孔处。

主治 腹痛,泄泻,痢疾,遗尿,尿血,痔疾,遗精,白带,腰腿痛。

膀胱俞(BL28) 膀胱背俞穴

定位 在骶正中嵴旁1.5寸,平第2骶后孔处。

主治 遗尿,遗精,小便不利,泄泻,便秘,腰骶疼痛。

中膂俞(BL29)

定位 在骶正中嵴旁1.5寸,平第3骶后孔处。

主治 腰脊、骶部强痛,泄泻,痢疾,腹胀,疝气,消渴。

白环俞(BL30)

定位 在骶正中嵴旁1.5寸,平第4骶后孔处。

主治 遗尿,疝气,遗精,月经不调,白带,腰骶痛。

上髎(BL31)

定位 在髂后上棘与后正中线连线中点处,正当第1骶后孔中。

主治 腰痛,月经不调,带下,阴挺,阳痿,遗精,大小便不利。

次髎(BL32)

定位 在髂后上棘与后正中线连线中点处,当第2骶后孔中。

主治 遗尿,遗精,小便不利,疝气,痛经,月经不调,带下,腰痛,下肢痿痹。

中髎(BL33)

定位 在次髎穴内下方,正当第3骶后孔处。

主治 泄泻,便秘,小便不利,月经不调,带下,腰痛。

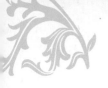

下髎（BL34）

定位　在中髎内下方，正当第4骶后孔处。

主治　腹痛，便秘，小便不利，带下，腰痛。

会阳（BL35）

定位　在尾骨尖旁开0.5寸处。

主治　阳痿，遗精，带下，泄泻，痢疾，痔疾，便血。

承扶（BL36）

定位　在臀下横纹中点处。

主治　腰骶臀股疼痛，痔疾。

殷门（BL37）

定位　在承扶与委中连线上，当承扶下6寸处。

主治　腰腿痛，下肢痿痹。

浮郄（BL38）

定位　在腘横纹外侧端，委阳上1寸，股二头肌腱的内侧。

主治　膝腘疼痛、麻木、挛急。

委阳（BL39）　三焦下合穴

定位　在腘横纹外侧端，当股二头肌腱的内侧。

主治　腹满，小便不利，腰脊强痛，腿足挛痛。

委中（BL40）　合穴；膀胱下合穴

定位　在腘横纹中点，当股二头肌腱与半腱肌腱的中间。

主治　腰痛，下肢痿痹，中风昏迷，半身不遂，腹痛，腹泻，呕吐，遗尿，小便不利，丹毒。

附分（BL41）

定位　在第2胸椎棘突下，旁开3寸处。

主治　项背强急，肩背拘急，肘臂麻木。

魄户（BL42）

定位　在第3胸椎棘突下，旁开3寸处。

主治 咳嗽,气喘,肺结核,肩背痛。

膏肓(BL43)

定位 在第4胸椎棘突下,旁开3寸处。

主治 咳嗽,气喘,咯血,盗汗,肺痨,健忘,遗精,肩背疼痛。

神堂(BL44)

定位 在第5胸椎棘突下,旁开3寸处。

主治 咳嗽,气喘,胸闷,背痛。

譩譆(BL45)

定位 在第6胸椎棘突下,旁开3寸处。

主治 咳嗽,气喘,疟疾,热病,肩背痛。

膈关(BL46)

定位 在第7胸椎棘突下,旁开3寸处。

主治 呕吐,嗳气,食不下,胸闷,脊背强痛。

魂门(BL47)

定位 在第9胸椎棘突下,旁开3寸处。

主治 胸胁痛,呕吐,背痛。

阳纲(BL48)

定位 在第10胸椎棘突下,旁开3寸处。

主治 肠鸣,泄泻,黄疸,消渴,腹痛。

意舍(BL49)

定位 在第11胸椎棘突下,旁开3寸处。

主治 腹胀,肠鸣,呕吐,食不下。

胃仓(BL50)

定位 在第12胸椎棘突下,旁开3寸。

主治 胃脘痛,腹胀,消化不良,水肿,背痛。

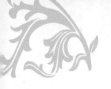
肓门（BL51）

定位　在第1腰椎棘突下，旁开3寸处。

主治　腹痛，便秘，乳疾，痞块。

志室（BL52）

定位　在第2腰椎棘突下，旁开3寸处。

主治　遗精，阳痿，阴痛，小便不利，水肿，腰脊强痛。

胞肓（BL53）

定位　在臀部，平第2骶后孔，骶正中嵴旁开3寸处。

主治　肠鸣，腹胀，腰痛，小便不利，阴肿。

秩边（BL54）

定位　在臀部，平第4骶后孔，骶正中嵴旁开3寸处。

主治　腰骶痛，便秘，痔疾，小便不利，阴痛，下肢痿痹。

合阳（BL55）

定位　在小腿后面，当委中与承山的连线上，委中下2寸处。

主治　腰脊强痛，下肢痿痹，疝气，崩漏。

承筋（BL56）

定位　在小腿后面，当委中与承山的连线上，腓肠肌肌腹中央，委中下5寸处。

主治　小腿痛，霍乱转筋，痔疾，腰背拘急。

承山（BL57）

定位　在小腿后面正中，委中与昆仑之间，当伸直小腿或足跟上提时腓肠肌肌腹下出现尖角凹陷处。

主治　腰背痛，小腿转筋，痔疾，便秘，腹痛，疝气，脚气，下肢瘫痪。

飞扬（BL58）　络穴

定位　在小腿后面，当外踝后昆仑直上7寸，承山外下方1寸处。

主治 头痛,目眩,鼻塞,鼻衄,腰背痛,腿软无力,痔瘘,癫狂。

跗阳(BL59) 阳跷郄穴

定位 在外踝后昆仑直上3寸处。

主治 头重,头痛,腰腿痛,下肢瘫痪,外踝红肿。

昆仑(BL60) 经穴

定位 在外踝尖与跟腱之间凹陷处。

主治 头痛,项强,目眩,鼻衄,疟疾,肩背拘急,腰痛,脚跟痛,小儿痫证,难产。

仆参(BL61)

定位 在昆仑直下,跟骨外侧赤白肉际处。

主治 足跟痛,下肢痿弱,霍乱转筋,癫痫,脚气,膝肿。

申脉(BL62) 八脉交会穴,通阳跷脉

定位 在外踝直下,当外踝下缘凹陷中。

主治 癫狂痫证,头痛,失眠,眩晕,目赤肿痛,项强,腰腿酸痛。

金门(BL63) 郄穴

定位 在足外踝前缘直下,当骰骨下缘处。

主治 癫痫,小儿惊风,腰痛,下肢痹痛。

京骨(BL64) 原穴

定位 在足第5跖骨粗隆下方,赤白肉际处。

主治 头痛,项强,目翳,癫痫,腰腿痛。

束骨(BL65) 输穴

定位 在足第5跖骨小头后缘,赤白肉际处。

主治 头痛,项强,目眩,癫狂,腰背痛,下肢后侧痛。

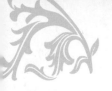

足通谷（BL66） 荥穴

定位 在足第5跖趾关节前方,赤白肉际处。

主治 头痛,项强,目眩,鼻衄,癫狂。

至阴（BL67） 井穴

定位 在足小趾外侧端,趾甲角旁0.1寸处。

主治 头痛,鼻塞,鼻衄,目痛,胞衣不下,胎位不正,难产。

足少阴肾经

【循行】

足少阴肾经：从脚小趾下边开始，斜向脚底心（涌泉），出于舟骨粗隆下（然谷、照海、水泉），沿内踝之后（太溪），分支进入脚跟中（大钟）；上向小腿内（复溜、交信；会三阴交），出腘窝内侧（筑宾、阴谷），上大腿内后侧，通过脊柱（会长强）属于肾，络于膀胱（肓俞、中注、四满、气穴、大赫、横骨；会关元、中极）。

直行脉：从肾向上（商曲、石关、阴都、通谷、幽门），通过肝、膈，进入肺中（步廊、神封、灵墟、神藏、彧中、俞府），沿着喉咙，夹舌根旁（通廉泉）。

支脉：从肺出来，络于心，流注于胸中，接手厥阴心包经。

【病候】

本经发生异常情况表现为下列病症：饥饿而不想进食，面色黯黑像漆柴（炭），咳嗽痰唾带血，气急，两目视物模糊不清，烦躁不安，肾气虚容易发生惊恐、心中怦怦跳动；还可发生四肢气血阻逆，如厥冷、麻木、酸痛等症。

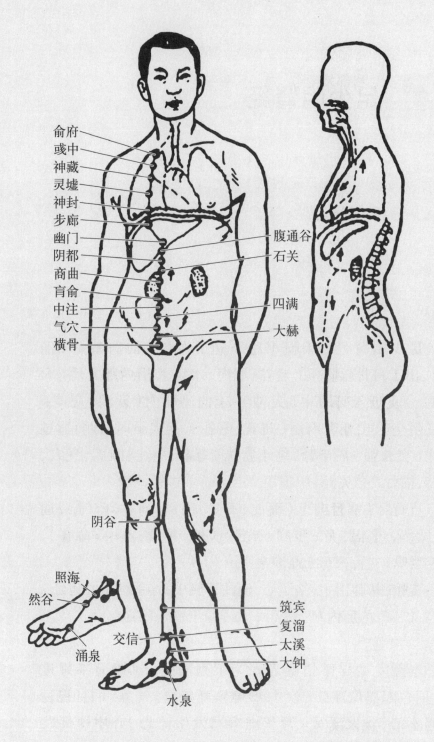

俞府
彧中
神藏
灵墟
神封
步廊
幽门
阴都
商曲
肓俞
中注
气穴
横骨

腹通谷
石关
四满
大赫

阴谷

照海
然谷

筑宾
复溜
太溪
大钟

交信

涌泉

水泉

▲ 足少阴肾经

本经所属腧穴能主治有"肾"方面所发生的病症：口热，舌干燥，咽部发肿，气上逆，喉咙发干而痛，心内烦扰且痛，黄疸，腹泻，脊柱，大腿内侧后边痛，萎软，厥冷，喜卧，脚心发热而痛。

【腧穴】

涌泉（KI1） 井穴

定位 在足底（去趾）前1/3处，足趾跖屈时呈凹陷中央。

主治 头痛，头昏，失眠，目眩，咽喉肿痛，失音，便秘，小便不利，小儿惊风，癫狂，昏厥。

然谷（KI2） 荥穴

定位 在足内侧舟骨粗隆下方，赤白肉际处。

主治 月经不调，带下，遗精，消渴，泄泻，咯血，咽喉肿痛，小便不利，小儿脐风，口噤，下肢痿痹，足跗痛。

太溪（KI3） 输穴；原穴

定位 在足内踝尖与跟腱之间的凹陷处。

主治 头痛目眩，咽喉肿痛，齿痛，耳聋，耳鸣，气喘，胸痛，咯血，消渴，月经不调，失眠，健忘，遗精，阳痿，小便频数，腰脊痛，下肢厥冷，内踝肿痛。

大钟（KI4） 络穴

定位 在足内侧内踝后下方，当太溪穴下0.5寸稍后，跟腱内缘处。

主治 咳血，腰脊强痛，痴呆，嗜卧，月经不调，足跟痛。

水泉（KI5） 郄穴

定位 在太溪穴直下1.0寸处。

主治 月经不调，痛经，小便不利，腹痛，头昏目花。

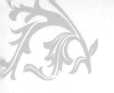
照海（KI6）　八脉交会穴,通阴跷脉

定位　在足内踝下缘凹陷中。

主治　痫证,失眠,咽干咽痛,目赤肿痛,小便不利,月经不调,痛经,赤白带下。

复溜（KI7）　经穴

定位　在太溪直上2寸,跟腱的前方。

主治　泄泻,肠鸣,水肿,腹胀,腿肿,足痿,盗汗,身热无汗,腰脊强痛。

交信（KI8）　阴跷脉郄穴

定位　在复溜穴前约0.5寸处。

主治　月经不调,崩漏,阴挺,泄泻,大便不利,睾丸肿痛,五淋,疝气,阴痒,泻痢赤白,膝、股、腘内廉痛。

筑宾（KI9）　阴维脉郄穴

定位　在太溪与阴谷连线上,当太溪上5寸处。

主治　癫狂痫证,呕吐,疝气,小腿内侧痛。

阴谷（KI10）　合穴

定位　屈膝,在腘窝内侧,当半腱肌腱与半膜肌腱之间。

主治　阳痿,疝气,月经不调,崩漏,小便不利,阴中痛,癫狂,膝股内侧痛。

横骨（KI11）

定位　在耻骨联合上缘,当脐下5寸,前正中线旁开0.5寸处。

主治　少腹胀痛,遗精,阳痿,遗尿,小便不利,疝气。

大赫（KI12）

定位　在脐下4寸,前正中线旁开0.5寸处。

主治　阴挺,遗精,带下,月经不调,痛经,泄泻。

气穴（KI13）

定位 在脐下3寸,前正中线旁开0.5寸处。

主治 月经不调,带下,小便不利,泄泻。

四满（KI14）

定位 在脐下2寸,前正中线旁开0.5寸处。

主治 月经不调,带下,遗尿,遗精,疝气,便秘,腹痛,
水肿。

中注（KI15）

定位 在脐下1寸,前正中线旁开0.5寸处。

主治 月经不调,腹痛,便秘,泄泻。

肓俞（KI16）

定位 在脐中旁开0.5寸处。

主治 腹痛,腹胀,呕吐,便秘,泄泻。

商曲（KI17）

定位 在脐上2寸,前正中线旁开0.5寸处。

主治 腹痛,泄泻,便秘。

石关（KI18）

定位 在脐上3寸,前正中线旁开0.5寸处。

主治 呕吐,腹痛,便秘,不孕。

阴都（KI19）

定位 在脐上4寸,前正中线旁开0.5寸处。

主治 腹痛,腹泻,月经不调,不孕,便秘。

腹通谷（KI20）

定位 在脐上5寸,前正中线旁开0.5寸处。

主治 腹胀,腹痛,呕吐。

幽门（KI21）

定位 在脐上6寸,前正中线旁开0.5寸处。

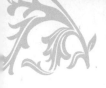
主治 腹痛,腹胀,呕吐,泄泻。

步廊(KI22)

定位 在胸部,当第5肋间隙,前正中线旁开2寸处。

主治 胸痛,咳嗽,气喘,呕吐,乳痈。

神封(KI23)

定位 在胸部,当第4肋间隙,前正中线旁开2寸处。

主治 咳嗽,气喘,胸胁支满,呕吐,不嗜食,乳痈。

灵墟(KI24)

定位 在胸部,当第3肋间隙,前正中线旁开2寸处。

主治 咳嗽,气喘,痰多,胸胁胀痛,呕吐,乳痈。

神藏(KI25)

定位 在胸部,当第2肋间隙,前正中线旁开2寸处。

主治 咳嗽,气喘,胸痛,烦满,呕吐,不嗜食。

彧中(KI26)

定位 在胸部,当第1肋间隙,前正中线旁开2寸处。

主治 咳嗽,气喘,胸胁胀满,不嗜食。

俞府(KI27)

定位 在胸部,当锁骨下缘,前正中线旁开2寸处。

主治 咳嗽,气喘,胸痛,呕吐,不嗜食。

手厥阴心包经

【循行】

手厥阴心包经：从胸中开始，浅出属于心包，通过膈肌，经胸部、上腹和下腹，络于三焦。

支干脉：沿胸内出胁部，当腋下3寸处（天池）向上到腋下，沿上臂内侧（天泉），于手太阴、手少阴之间，进入肘中（曲泽），下向前臂，走两筋（桡侧腕屈肌腱与掌长肌腱之间，郄门、间使、内关、大陵），进入掌中（劳宫），沿中指桡侧出于末端（中冲）。

支脉：从掌中分出，沿无名指出于末端，接手少阳三焦经。

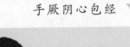

手厥阴心包经 ▼

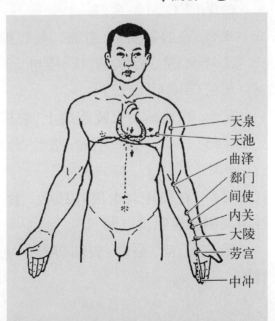

天泉
天池
曲泽
郄门
间使
内关
大陵
劳宫
中冲

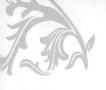

经络养生

【病候】

本经发生异常情况表现为下列病症：心中热，前臂和肘弯挛强拘急，腋窝部肿胀，甚至胸中满闷，心跳不宁，面赤、眼睛昏黄，喜笑不止。

本经所属腧穴能主治有关"脉"（心主血脉）方面所发生的病症：烦闷，心痛，掌心发热。

【腧穴】

天池（PC1）

定位　在第4肋间隙，乳头外侧1寸处（或前正中线旁开5寸）。

主治　咳嗽，气喘，胸闷，心烦，胁肋疼痛，瘰疬，乳痈。

天泉（PC2）

定位　在腋前缝纹头下2寸，肱二头肌长、短头之间。

主治　心痛，咳嗽，胸胁胀痛，臂痛。

曲泽（PC3）　合穴

定位　在肘横纹中，当肱二头肌腱尺侧缘。

主治　心痛，心悸，胃痛，呕吐，泄泻，热病，肘臂挛痛。

郄门（PC4）　郄穴

定位　在曲泽与大陵连线上，腕横纹上5寸处。

主治　心痛，胸痛，呕血，咯血，癫痫。

间使（PC5）　经穴

定位　在曲泽与大陵连线上，当腕横纹上3寸，掌长肌腱与桡侧腕屈肌腱之间。

主治　心痛，心悸，胃痛，呕吐，热病，疟疾，癫狂病证，臂痛。

内关（PC6） 络穴；八脉交会穴,通阴维脉

定位 在腕横纹上2寸,掌长肌腱与桡侧腕屈肌腱之间。

主治 心痛,心悸,胸闷,胸痛,胃痛,呕吐,呃逆,癫痫,热病,上肢痹痛,偏瘫,失眠,眩晕,偏头痛。

大陵（PC7） 输穴；原穴

定位 在腕掌侧横纹正中,掌长肌腱与桡侧腕屈肌腱之间。

主治 心痛,心悸,胃痛,呕吐,癫狂,疮疡,胸胁痛,桡腕关节疼痛。

劳宫（PC8） 荥穴

定位 在掌心,第2、第3掌骨之间,握拳时中指尖下是穴。

主治 心痛,呕吐,癫狂痫证,口疮,口臭。

中冲（PC9） 井穴

定位 在手中指末节尖端中央。

主治 心痛,昏迷,舌强肿痛,热病,小儿夜啼,中暑,昏厥。

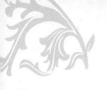

手少阳三焦经

【循行】

手少阳三焦经：起于无名指末端（关冲），上行小指与无名指之间（液门），沿着手背（中渚、阳池），出于前臂伸侧两骨（尺骨、桡骨）之间（外关、支沟、会宗、三阳络、四渎），向上通过肘尖（天井），沿上臂外侧（清冷渊、消泺），向上通过肩部（臑会、肩髎），交出足少阳经的后面（天髎；会秉风、肩井、大椎），进入缺盆（锁骨上窝），分布于膻中（纵隔中），散络于心包，通过膈肌，遍属上、中、下三焦。

支脉：从膻中上行，出锁骨上窝，上向后项，连系耳后（天牖、翳风、颅息），直上出耳上方（角孙；会额厌、悬厘、上关），弯下向面颊，至眼下（颧髎）。

支脉：从耳后进入耳中，出走耳前（和髎、耳门；会听会），经过上关前，交面颊，到外眼角（丝竹空；会瞳子髎）接足少阳胆经。此外，三焦与足太阳膀胱经的委阳脉气相通。

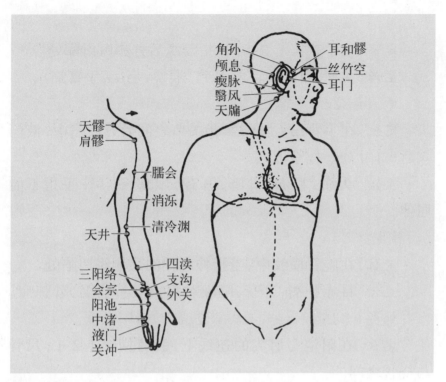

角孙
颅息
瘈脉
翳风
天牖

耳和髎
丝竹空
耳门

天髎
肩髎

臑会

消泺

清冷渊

天井

四渎
三阳络
支沟
会宗
外关
阳池
中渚
液门
关冲

手少阳三焦经 ▲

【病候】

本经发生异常情况表现为下列病症：耳聋，耳鸣，咽峡肿，喉咙痛。

本经所属腧穴能治有关"气"方面所发生的病症：自汗出，目外眦痛，面颊肿，耳后、肩部、上臂、肘弯、前臂外侧均可发生病痛，小指侧的次指（无名指）运用欠灵活。

【腧穴】

关冲（SJ1）　井穴

<u>定位</u>　在第4指尺侧端，指甲角旁0.1寸处。

<u>主治</u>　头痛，目赤，耳聋，喉痹，热病，昏厥。

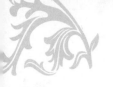

液门（SJ2） 荥穴

定位 在手背第4、5指间,指蹼缘后方赤白肉际处。

主治 头痛,目赤,耳聋,耳鸣,喉痹,疟疾,手臂痛。

中渚（SJ3） 输穴

定位 在手背第4、第5掌指关节之间后方凹陷中,液门穴后0.1寸处。握拳取穴。

主治 头痛,目赤,耳鸣,耳聋,喉痹,热病,手指不能屈伸。

阳池（SJ4） 原穴

定位 在腕背横纹中,当指伸肌腱的尺侧缘凹陷处。

主治 目赤肿痛,耳聋,咽喉肿痛,疟疾,消渴,臂腕痛。

外关（SJ5） 络穴;八脉交会穴,通阳维脉

定位 在阳池与肘尖的连线上,腕背横纹上2寸,尺骨与桡骨之间。

主治 热病,头痛,颊痛,目赤肿痛,耳鸣,耳聋,瘰疬,胁肋痛,上肢痹痛。

支沟（SJ6） 经穴

定位 在阳池与肘尖连线上,腕背横纹上3寸,尺骨与桡骨之间。

主治 耳鸣,耳聋,暴喑,瘰疬,胁肋痛,便秘,热病。

会宗（SJ7） 郄穴

定位 在腕背横纹上3寸,支沟穴尺侧约1寸,当尺骨桡侧缘处。

主治 耳聋,癫痫,上肢痹痛。

三阳络（SJ8）

定位 在支沟穴上1寸,尺骨、桡骨之间。

主治 耳聋,暴喑,齿痛,上肢痹痛。

四渎（SJ9）

定位 在阳池与肘尖连线上，当肘尖下5寸，尺骨、桡骨之间。

主治 耳聋，暴喑，齿痛，手臂痛。

天井（SJ10） 合穴

定位 屈肘，当肘尖直上1寸凹陷处。

主治 偏头痛，耳聋，瘰疬，胁肋痛，癫痫。

清冷渊（SJ11）

定位 屈肘，当肘尖直上2寸，即天井上1寸处。

主治 头痛，目黄，上肢痹痛。

消泺（SJ12）

定位 在肘尖与肩髎连线上，当清冷渊穴上3寸处。

主治 头痛，齿痛，项强，肩背痛。

臑会（SJ13）

定位 在肘尖与肩髎连线上，当肩髎下3寸，三角肌后下缘处。

主治 瘿气，瘰疬，上肢痹痛。

肩髎（SJ14）

定位 在肩峰后下方，上臂外展平举时，当肩髃穴后约1寸凹陷中。

主治 臂痛，肩重不能举。

天髎（SJ15）

定位 在肩胛骨上角，曲垣穴上1寸处。

主治 肩臂痛，颈项强急。

天牖（SJ16）

定位 在乳突后下方，当胸锁乳突肌后缘，约平下颌角处。

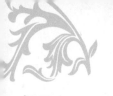

主治 头痛,头晕,目痛,耳聋,瘰疬,项强。

翳风(SJ17)

定位 在耳垂后方,当乳突与下颌角之间的凹陷处。

主治 耳鸣,耳聋,口眼㖞斜,牙关紧闭,齿痛,颊肿,瘰疬。

瘈脉(SJ18)

定位 在乳突中央,当翳风与角孙沿耳轮连线的下1/3与上2/3交界处。

主治 头痛,耳鸣,耳聋,小儿惊风。

颅息(SJ19)

定位 在角孙与翳风之间,沿耳轮连线的上、中1/3交界处。

主治 头痛,耳鸣,耳聋,小儿惊风。

角孙(SJ20)

定位 在头部,折耳郭向前,当耳尖直上入发际处。

主治 颊肿,目翳,齿痛,项强。

耳门(SJ21)

定位 张口,在耳屏上切迹前,下颌骨髁状突后缘陷中。

主治 耳鸣,耳聋,聤耳,齿痛。

耳和髎(SJ22)

定位 在鬓发后缘,平耳郭根之前方,颞浅动脉的后缘。

主治 头痛,耳鸣,牙关紧闭,口㖞。

丝竹空(SJ23)

定位 在面部,当眉梢凹陷处。

主治 头痛,目赤肿痛,齿痛,眼睑眴动,癫狂病证。

足少阳胆经

【循行】

足少阳胆经：从外眼角开始（瞳子髎），上行到额角（颔厌、悬颅、悬厘、曲鬓；会头维、和髎、角孙），下耳后（率谷、天冲、浮白、头窍阴、完骨、本神、阳白、头临泣、目窗、正营、承灵、脑空、风池），沿颈旁，行手少阳三焦

足少阳胆经 ▼

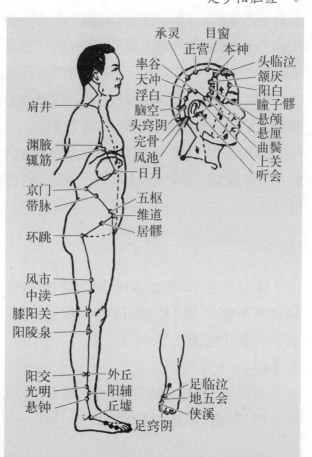

承灵　目窗
正营　本神
率谷　头临泣
天冲　颔厌
浮白　阳白
脑空　瞳子髎
头窍阴　悬颅
完骨　悬厘
风池　曲鬓
日月　上关
　　　听会

肩井
渊腋
辄筋
京门
带脉
五枢
维道
居髎
环跳

风市
中渎
膝阳关
阳陵泉

阳交　外丘
光明　阳辅
悬钟　丘墟
　　　足窍阴
足临泣
地五会
侠溪

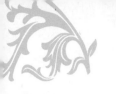

经（经天容），至肩上退后，交出手少阳三焦经之后（会大椎，经肩井，会秉风），进入缺盆（锁骨上窝）。

支脉：从耳后进入耳中（会翳风），走耳前（听会、上关；会听宫、下关），至外眼角后。

另一支脉：从外眼角分出，下向大迎，会合手少阳三焦经至眼下；下边盖过颊车（下颌角），下行颈部，会合于缺盆（锁骨上窝）。由此下向胸中，通过膈肌，络于肝，属于胆；沿胁里，出于气街（腹股沟动脉处）绕阴部毛际，横向进入髋关节部。

主干（直行脉）：从缺盆（锁骨上窝）下向腋下（渊液、辄筋；会天池），沿胸侧，过季胁（日月、京门；会章门），向下会合于髋关节部（带脉、五枢、维道、居髎……环跳）。由此向下，沿大腿外侧（风市、中渎），出膝外侧（膝阳关），下向腓骨头前（阳陵泉），直下到腓骨下段（阳交、外丘、光明、阳辅、悬钟），下出外踝之前（丘墟），沿足背进入第四趾外侧（足临泣、地五会、侠溪、足窍阴）。

支脉：从足背分出，进入大趾趾缝间，沿第一、二跖骨间，出趾端，回转通过爪甲，出于趾背毫毛部，接足厥阴肝经。

【病候】

本经发生异常情况表现为下列病症：口苦，喜叹气，胸胁痛不能转侧，甚者面色暗，皮肤没有脂润光泽，小腿外侧热，还可发为足少阳部分的气血阻逆，如厥冷、麻木、酸痛等症。

本经所属腧穴能主治有关"骨"方面所发生的病症：如头痛，颞痛，眼睛外眦痛，缺盆（锁骨上窝）肿痛，腋下肿，如"马刀挟瘿"等症,自汗出,战栗发冷,疟疾乃危急部、胁肋、大腿及膝部外侧以至小腿腓骨下段"绝骨"、外踝的前面,以及各骨节都酸痛,小趾侧的次趾(足无名趾)运用欠灵活。

【腧穴】

瞳子髎(GB1)

定位 在目外眦旁,当眶外侧缘处。

主治 头痛,目赤肿痛,目翳,青盲。

听会(GB2)

定位 张口,在耳屏间切迹前,下颌骨髁状突后缘的凹陷处。

主治 耳鸣,耳聋,聤耳,面痛,齿痛,口㖞。

上关(GB3)

定位 在下关穴直上,当颧弓上缘凹陷处。

主治 偏头痛,耳鸣,耳聋,口眼㖞斜,齿痛,口噤。

颔厌(GB4)

定位 在头维与曲鬓弧形连线的上1/4与下3/4交点处。

主治 偏头痛,目眩,耳鸣,齿痛,癫痫。

悬颅(GB5)

定位 在头维与曲鬓弧形连线的中点处。

主治 偏头痛,目赤肿痛,齿痛。

悬厘(GB6)

定位 在头维与曲鬓弧形连线的上3/4与下1/4交点处。

主治 偏头痛,目赤肿痛,耳鸣。

曲鬓(GB7)

定位 在耳前鬓角发际后缘的垂线与耳尖水平线交点处。

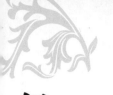
主治 头痛,齿痛,牙关紧闭,暴喑。

率谷（GB8）

定位 在耳尖直上,入发际1.5寸处。

主治 偏头痛,眩晕,小儿急慢性惊风。

天冲（GB9）

定位 在耳根后缘直上,入发际2寸,率谷穴后0.5寸处。

主治 头痛,牙龈肿痛,癫疾。

浮白（GB10）

定位 在天冲与完骨弧形连线的中1/3与上1/3交点处。

主治 头痛,耳鸣,耳聋,目痛,瘿气。

头窍阴（GB11）

定位 在乳突的后上方,当天冲与完骨连线的下1/3与上2/3交点处。

主治 头痛,耳鸣;耳聋。

完骨（GB12）

定位 在乳突的后下方凹陷处。

主治 头痛,颈项强痛,齿痛,口㖞,疟疾,癫痫。

本神（GB13）

定位 在前发际正中向上0.5寸(神庭)再向外旁开3寸处。

主治 头痛,目眩,癫痫,小儿惊风。

阳白（GB14）

定位 在前额部,当瞳孔直上,眉上1寸处。

主治 头痛,目眩,目痛,视物模糊,眼睑𥆧动。

头临泣（GB15）

定位 在阳白穴直上,入前发际0.5寸处。

主治 头痛,目眩,流泪,鼻塞,小儿惊痫。

目窗（GB16）

定位 在头临泣穴后1寸处。

主治 头痛，目赤肿痛，青盲，鼻塞，癫痫，面部水肿。

正营（GB17）

定位 在目窗穴后1寸处。

主治 头痛，目眩，齿痛。

承灵（GB18）

定位 在正营穴后1.5寸处。

主治 头痛，眩晕，目痛，鼻塞，鼽衄。

脑空（GB19）

定位 在风池穴直上1.5寸处。

主治 头痛，目眩，颈项强急，癫狂痫证。

风池（GB20）

定位 在胸锁乳突肌与斜方肌上端之间凹陷中，与风府穴相平处。

主治 头痛，眩晕，目赤肿痛，鼻渊，鼻衄，耳鸣，耳聋，颈项强急，感冒，癫痫，中风，热病，疟疾，瘿气。

肩井（GB21）

定位 在肩上，当大椎与肩峰连线中点处。

主治 头项强痛，肩背疼痛，上肢不遂，难产，乳痈，乳汁不下，瘰疬。

渊腋（GB22）

定位 举臂，当腋中线上，腋下3寸，第4肋间隙中。

主治 胸满，胁痛，上肢痹痛。

辄筋（GB23）

定位 在渊腋穴前1寸，第4肋间隙中。

主治 胸满，胁痛，气喘，呕吐，吞酸。

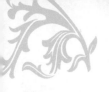

日月（GB24） 胆募穴

定位 在乳头直下，第7肋间隙，前正中线旁开4寸处。

主治 呕吐，吞酸，胁肋疼痛，呃逆，黄疸。

京门（GB25） 肾募穴

定位 在第12肋端下方，当章门穴后1.8寸处。

主治 小便不利，水肿，腰痛，胁痛，腹胀，泄泻。

带脉（GB26）

定位 在第11肋端直下，平脐处。

主治 经闭，月经不调，带下，腹痛，疝气，腰胁痛。

五枢（GB27）

定位 在髂前上棘之前0.5寸，约平脐下3寸处。

主治 腹痛，疝气，带下，便秘，阴挺。

维道（GB28）

定位 在髂前上棘前下方，当五枢穴下0.5寸处。

主治 腹痛，疝气，带下，阴挺。

居髎（GB29）

定位 在髂前上棘与股骨大转子高点连线的中点处。

主治 腰痛，下肢痿痹，瘫痪，疝气。

环跳（GB30）

定位 侧卧屈股，在股骨大转子高点与骶管裂孔连线的外1/3与内2/3交界处。

主治 腰胯疼痛，半身不遂，下肢痿痹。

风市（GB31）

定位 在大腿外侧部的中线上，当腘横纹上7寸处。简易取穴法：直立垂手时，中指尖在大腿外侧中线所点之处，即是本穴。

主治 半身不遂，下肢痿痹，遍身瘙痒，脚气。

中渎（GB32）

定位 在大腿外侧,当风市下2寸,或腘横纹上5寸,股外侧肌与股二头肌之间。

主治 下肢痿痹麻木,半身不遂。

膝阳关（GB33）

定位 在膝外侧,当阳陵泉上3寸,股骨外上髁上方的凹陷处。

主治 膝腘肿痛挛急,小腿麻木。

阳陵泉（GB34） 合穴;胆下合穴;八会穴之筋会

定位 在小腿外侧,当腓骨头前下方凹陷处。

主治 胁痛,口苦,呕吐,黄疸,小儿惊风,半身不遂,下肢痿痹,脚气。

阳交（GB35） 阳维脉郄穴

定位 在外踝尖上7寸,腓骨后缘处。

主治 胸胁胀满,下肢痿痹,癫狂。

外丘（GB36） 郄穴

定位 在外踝尖上7寸,腓骨前缘平阳交。

主治 颈项强痛,胸胁胀满,下肢痿痹,癫狂。

光明（GB37） 络穴

定位 在外踝尖上5寸,腓骨前缘处。

主治 目痛,夜盲,下肢痿痹,乳房胀痛。

阳辅（GB38） 经穴

定位 在外踝尖上4寸,腓骨前缘稍前处。

主治 偏头痛,目外眦痛,咽喉肿痛,瘰疬,胸胁胀痛,脚气,下肢痿痹,半身不遂。

悬钟（GB39） 八会穴之髓会

定位 在外踝尖上3寸,腓骨前缘处。

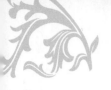

主治 颈项强急，胸胁胀痛，下肢痿痹，咽喉肿痛，脚气，半身不遂，痔疾。

丘墟（GB40） 原穴

定位 在外踝前下方，趾长伸肌腱外侧陷中。

主治 颈项痛，胸胁胀痛，下肢痿痹，疟疾，足跗肿痛。

足临泣（GB41） 输穴；八脉交会穴，通于带脉

定位 在第4、5跖骨结合部前方，小趾伸肌腱外侧凹陷中。

主治 目赤肿痛，胁肋疼痛，月经不调，乳痈，瘰疬，疟疾，足跗疼痛。

地五会（GB42）

定位 在第4、第5跖骨之间，小趾伸肌腱内缘处。

主治 头痛，目赤，耳鸣，胁痛，乳痈，内伤吐血，足背肿痛。

侠溪（GB43） 荥穴

定位 在足背第4、5趾间缝纹端处。

主治 头痛，目眩，耳鸣，耳聋，目赤肿痛，热病，胁肋疼痛，乳痈。

足窍阴（GB44） 井穴

定位 在第4趾外侧端，趾甲角旁0.1寸处。

主治 头痛，目赤肿痛，耳聋，咽喉肿痛，热病，失眠，胁痛，呃逆，月经不调。

足厥阴肝经

【循行】

足厥阴肝经：从大趾背毫毛部开始（大敦），向上沿着足背内侧（行间、太冲），离内踝1寸（中封），上行小腿内侧（会三阴交；经蠡沟、中都、膝关），离内踝8寸处交出足太阴脾经之后，上膝腘内侧（曲泉），沿着大腿内侧（阴包、足五里、阴廉），进入阴毛中，环绕阴部，至小腹（急脉；会冲门、府舍、曲骨、中极、关元），夹胃旁边，属于肝，络于胆（章门、期门）；向上通过膈肌，

足厥阴肝经 ▼

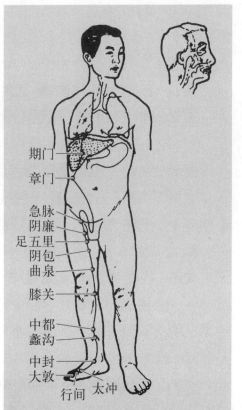

期门
章门

急脉
阴廉
足五里
阴包
曲泉

膝关

中都
蠡沟

中封
大敦
行间　太冲

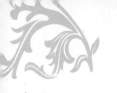
分布胁肋部,沿气管之后,向上进入颃颡(喉头部),连接目系(眼球后的脉络联系),上行出于额部,与督脉交会于头顶。

支脉:从"目系"下向颊里,环绕唇内。

支脉:从肝分出,通过膈肌,向上流注于肺(接手太阴肺经)。

【病候】

本经发生异常情况表现为下列病症:腰痛得不能前俯后仰,男子可出现小疝气,妇女可出现小腹部肿胀,严重的则咽喉干,面色灰暗,无血色。

【腧穴】

大敦(LR1) 井穴

定位 在足大趾外侧端,趾甲角旁0.1寸处。

主治 疝气,遗尿,月经不调,经闭,崩漏,阴挺,癫痫。

行间(LR2) 荥穴

定位 在足背第1、2趾间缝纹端处。

主治 头痛,目眩,目赤肿痛,青盲,口㖞,胁痛,疝气,小便不利,崩漏,癫痫,月经不调,痛经,带下,中风。

太冲(LR3) 输穴;原穴

定位 在足背第1、2跖骨结合部前凹陷中。

主治 头痛,眩晕,目赤肿痛,口㖞,胁痛,遗尿,疝气,崩漏,月经不调,癫痫,呕逆,小儿惊风,下肢痿痹。

中封(LR4) 经穴

定位 在内踝前1寸,胫骨前肌腱内缘凹陷处。

主治 疝气,遗精,小便不利,腹痛,内踝肿痛。

蠡沟（LR5） 络穴

定位 在足内踝尖上5寸,胫骨内侧面中央。

主治 小便不利,遗尿,月经不调,带下,下肢痿痹。

中都（LB6）

定位 在足内踝尖上7寸,胫骨内侧面中央。

主治 疝气,崩漏,腹痛,泄泻,恶露不尽。

膝关（LR7）

定位 在胫骨内上髁后下方,阴陵泉穴后1寸处。

主治 膝髌肿痛,下肢痿痹。

曲泉（LR8） 合穴

定位 屈膝,在膝内侧横纹头上方凹陷中。

主治 腹痛,小便不利,遗精,阴痒,膝痛,月经不调,痛经,带下。

阴包（LR9）

定位 在股骨内上髁上4寸,缝匠肌后缘。

主治 腹痛,遗尿,小便不利,月经不调。

足五里（LR10）

定位 在曲骨穴旁开2寸,直下3寸处。

主治 小腹痛,小便不通,阴挺,睾丸肿痛,嗜卧,瘰疬。

阴廉（LR11）

定位 在气冲穴下2寸,腹股沟内,长收肌外缘处。

主治 月经不调,带下,小腹痛。

急脉（LR12）

定位 在气冲穴外下方腹股沟动脉搏动处。

主治 疝气,小腹痛,阴挺。

章门（LR13） 脾募穴;八会穴之脏会

定位 在第11肋游离端下方。

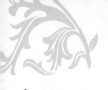

主治　腹痛,腹胀,泄泻,胁痛,痞块。

期门（LBI4）　肝募穴

定位　在乳头直下,第6肋间隙,前正中线旁开4寸处。

主治　胸胁胀痛,腹胀,呕吐,乳痈。

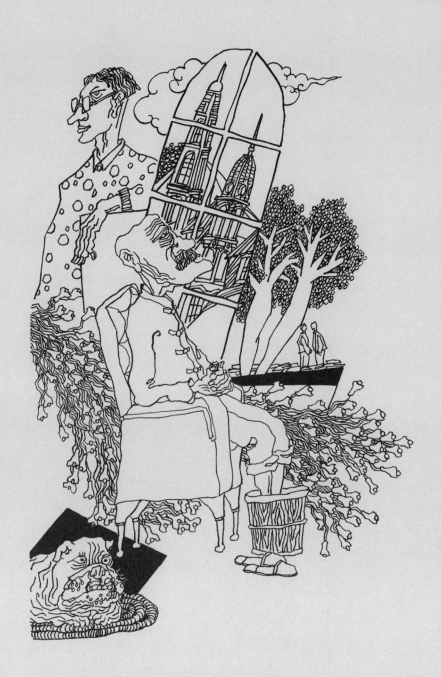

第三篇

奇经八脉

奇经·别道

奇经八脉是督脉、任脉、冲脉、带脉、阴维脉、阳维脉、阴跷脉、阳跷脉的总称。奇者，异也，是指异于十二正经而言。这八条脉是在十二正经的基础上新发现的，在循行上"别道奇行"，除任、督二脉外，余六脉无专线专穴、不直接参与十二正经的周流循行，而是交贯依附于十二正经间，故临床上常将任、督二脉与十二正经并列，统称"十四经"；在走向上，除带脉绕身一圈外，余者均由下而上，无逆顺交接规律；上肢无奇经分布；与脏腑无直接相互"络属"关系，相互间没有表里配合，与十二正经不同，故称"奇经"。

奇经八脉交贯于十二经脉间，具有加强经脉间的联系，调节正经气血的作用。凡十二经脉中气血满溢时则流蓄于奇经，不足时则奇经予以调节补充。正如元代滑伯仁《十二经发挥》云："盖以人之气血，常行于十二经脉，其诸经满溢，则入奇经焉。"

奇经八脉虽与脏腑无直接络属关系，但与肝、肾、脑、女子胞等联系较密切，这对奇经在生理、病理上有着一定意义。同时，奇经八脉相互间也有一定联系。冲、任、督三脉皆起于胞中，同出于会阴，任脉行于前，督脉行于后，冲脉并足少阴挟脐而上，故有一源而三歧的说法。八脉之中，任、督二脉相接于唇内，合之则为一，分之则为二；冲、任二脉皆会于脐下；阴跷、阳跷同会于目；阳维会督于顶；阴维会任于项。八脉之中，除任、督二脉各有自己的腧穴外，其他六脉的腧穴均寄附于正经；冲脉之穴输会于足少阴，带脉之穴输会于足少阳，阳跷之穴输会于足三阳、手太阳、手阳明，阴跷之穴输会于足少阴，阳维之穴输会于手足少阳、足太阳，阴维之穴输会于足三阴等，所以它们都是联接正经的腧穴而自成通路。现将奇经八脉分述如下。

督 脉

【循行】

督脉的循行起始于小腹部,骨盆的中央。在女子,入内联系阴部的"廷孔"——尿道口外端,由此分出一络脉,分布外阴部,会合于会阴,绕向肛门之后,它的分支别行绕臀部到足少阴,与足太阳经的分支相合。足少阴经从股内后缘上行,贯通脊柱而连属肾脏。督脉又与足太阳经起于目内眦,上行至额,交会于巅顶,入络于脑;又退出下项,循行肩胛内侧,挟脊柱抵达腰中,入循脊里络于肾脏。在男子,则循阴茎,下至会阴部,与女子相同。督脉另一支从小腹直上,穿过肚脐中央,向上通过心脏,入于喉咙,上至下颌部环绕唇口,向上联络两目之下的中央。

督脉,起始于躯干最下部的长强穴,沿着脊柱里面,上行到风府穴,进入脑部,上至巅顶,沿额下行到鼻柱。

督脉别络,名长强,挟脊旁上项,散布头上;下当肩胛左右,分别走向足太阳经,深入贯膂。实证,见脊强反折;虚证,见头重、震掉。取用其络穴。

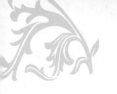

经络
养生

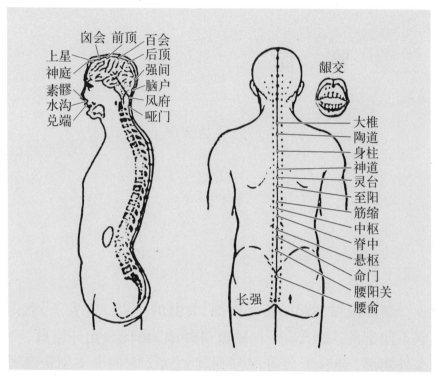

▲ 督脉

【功能】

督脉的"督"字,有总督、督促的含义。督脉循身之背,背为阳,说明督脉对全身阳经脉气有统率、督促的作用,故有"总督诸阳"和"阳脉之海"的说法。因为督脉循行于背部正中线,它的脉气多与手足经相交会,大椎是其集中点。另外,带脉出于第二腰椎,与阳维交会于风府、哑门。所以督脉的脉气与各阳经都有联系。又因督脉循行于脊里,入络于脑,与脑和脊髓有密切的联系。《本草纲目》称"脑为元神之府",经脉的神气活动与脑有密切关系。体腔内的脏腑通过足太阳背部的腧穴受督脉经气的支配,因此,脏腑的功能活动均与督脉有关。所以金代医家张洁古认为督脉

"为阳脉之都纲"。

【病证】

督脉循身之背,入络于脑,若脉气失调,则出现"实则脊强,虚则头重"的病证,这都是督脉经络之气受阻,清阳之气不能上升之故。由于总督一身之阳气,络一身之阴气,不仅发生腰脊强痛,而且也能"大人癫疾、小儿惊痫"。同时,督脉的别络由小腹上行,如脉气失调,亦发生从少腹气上冲心的冲疝,以及癃闭、痔疾、遗尿、妇女男子不孕不育等证。

据《针灸大全》载八脉八穴,后溪通于督脉,其主治证有手足拘挛、震颤、抽搐、中风不语、癫狂痫证、头部疼痛、目赤肿痛流泪、腿膝腰背疼痛、颈项强急、伤寒、咽喉牙齿肿痛、手足麻木、破伤风、盗汗等。

【腧穴】

长强(DU1) 络穴

定位 在尾骨尖下0.5寸,约当尾骨尖端与肛门连线的中点处。

主治 泄泻,便血,便秘,痔疾,脱肛,癫狂痫证,腰脊和尾骶部疼痛。

腰俞(DU2)

定位 在骶部后正中线上,当骶管裂孔处。

主治 月经不调,痔疾,腰脊强痛,下肢痿痹,癫痫。

腰阳关(DU3)

定位 在腰部,当后正中线上,第4腰椎棘突下凹陷中。

主治 腰骶疼痛,下肢痿痹,月经不调,赤白带下,遗精,阳痿,便血。

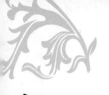

命门（DU4）

定位　在腰部，当后正中线上，第2腰椎棘突下凹陷中。

主治　虚损腰痛，脊强反折，遗尿，尿频，泄泻，遗精，白浊，阳痿，早泄，赤白带下，胎屡坠，五劳七伤，头晕耳鸣，癫痫，惊恐，手足逆冷。

悬枢（DU5）

定位　在第1腰椎棘突下凹陷中。

主治　泄泻，腹痛，腰脊强痛。

脊中（DU6）

定位　在第11胸椎棘突下凹陷中。

主治　泄泻，黄疸，痔疾，癫痫，小儿疳疾，脱肛，腰脊强痛。

中枢（DU7）

定位　在第10胸椎棘突下凹陷中。

主治　黄疸，呕吐，腹满，腰脊强痛。

筋缩（DU8）

定位　在第9胸椎棘突下凹陷中。

主治　癫痫，抽搐，脊强，胃痛。

至阳（DU9）

定位　在第7胸椎棘突下凹陷中。

主治　胸胁胀满，黄疸，咳嗽，气喘，背痛，脊强。

灵台（DU10）

定位　在第6胸椎棘突下凹陷中。

主治　咳嗽，气喘，疔疮，脊背强痛。

神道（DU11）

定位　在第5胸椎棘突下凹陷中。

主治　心悸，健忘，咳嗽，脊背强痛。

身柱（DU12）

<u>定位</u> 在第3胸椎棘突下凹陷中。

<u>主治</u> 咳嗽，气喘，癫痫，脊背强痛。

陶道（DU13）

<u>定位</u> 在第1胸椎棘突下凹陷中。

<u>主治</u> 头痛，疟疾，热病，脊强。

大椎（DU14）

<u>定位</u> 在第7颈椎棘突下凹陷中。

<u>主治</u> 热病，疟疾，咳嗽，气喘，骨蒸盗汗，癫痫，头痛，颈项强急，肩背痛，腰脊强痛，风疹。

哑门（DU15）

<u>定位</u> 在后发际正中直上0.5寸处。

<u>主治</u> 舌强不语，癫狂痫证，头痛，颈项强急。

风府（DU16）

<u>定位</u> 在后发际正中直上1寸处。

<u>主治</u> 头痛，颈项强急，眩晕，咽喉肿痛，失音，癫狂，中风。

脑户（DU17）

<u>定位</u> 在后发际正中直上2.5寸处。

<u>主治</u> 头痛，头晕，颈项强急，失音，癫狂。

强间（DU18）

<u>定位</u> 在后发际正中直上4寸处。

<u>主治</u> 头痛，目眩，项强，癫痫。

后顶（DU19）

<u>定位</u> 在后发际正中直上5.5寸处。

<u>主治</u> 头痛，眩晕，癫狂痫证。

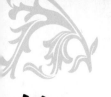
百会（DU20）

定位 在后发际正中直上7寸处。简易取穴法：两耳尖连线中点，头顶正中是穴。

主治 头痛，眩晕，中风失语，癫狂，脱肛，泄泻，阴挺，健忘，不寐。

前顶（DU21）

定位 在前发际正中直上3.5寸处。

主治 头痛，眩晕，鼻渊，癫痫。

囟会（DU22）

定位 在前发际正中直上2寸处。

主治 头痛，眩晕，鼻渊，癫痫。

上星（DU23）

定位 在前发际正中直上1寸处。

主治 头痛，目痛，鼻渊，鼻衄，癫狂，疟疾，热病。

神庭（DU24）

定位 在前发际正中直上0.5寸处。

主治 头痛，眩晕，失眠，鼻渊，癫痫。

素髎（DU25）

定位 在鼻尖正中央处。

主治 鼻渊，鼻衄，喘息，昏迷，惊厥。

水沟（DU26）

定位 在人中沟的上1/3与中1/3交界处。

主治 头痛，晕厥，癫狂痫证，小儿惊风，口角㖞斜，腰脊强痛。

兑端（DU27）

定位 当上唇的尖端，人中沟下端的皮肤与唇的移行部。

<u>主治</u> 癫狂,齿龈肿痛,口㖞,鼻衄。

龈交（DU28）

<u>定位</u> 在上唇系带与牙龈连接处。

<u>主治</u> 癫狂,齿龈肿痛,口㖞,口臭,鼻渊。

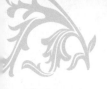
 任　脉

【循行】

任脉起始于中极下的会阴部,向上到阴毛处,沿腹里,上出关元穴,向上到咽喉部,再上行到下颌,口旁,沿面部进入目下。

冲脉和任脉都起于胞中,它的一支循背脊里面上行,为经络气血之海。其浮行在外的,沿腹上行,会于咽喉,另行的从咽唇口周围。任脉,起于中极穴的下面,向上经过阴毛处,沿着腹壁深处再上行经过关元穴,到达咽喉部。

任脉别络,名尾翳(鸠尾),从鸠尾向下,散布于腹部。实证,见腹皮痛;虚证,见瘙痒。取用其络穴。

【功能】

任脉的"任"字,有担任、妊养的含义。任脉循行于腹部正中,腹为阴,说明任脉对全身阴经脉气有总揽、总任的作用,故有"总任诸阴"和"阴脉之海"的说法。其脉气与手足各阴经相交会,足三阴与任脉交会于中极、关元,阴维与任脉交会于天突、廉泉,冲脉与任脉交会于阴交。足三阴经脉上交于手三阴经脉,因此任脉联系了所有阴经。

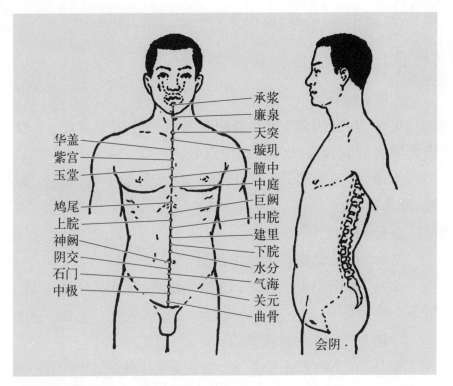

华盖
紫宫
玉堂

鸠尾
上脘
神阙
阴交
石门
中极

承浆
廉泉
天突
璇玑
膻中
中庭
巨阙
中脘
建里
下脘
水分
气海
关元
曲骨

会阴·

任脉 ▲

任脉起于胞中，有"主胞胎"的功能，它所经过的石门穴，别名称为"丹田"，为男子贮藏精气，女子维系胞宫之所，又为"生气之原"。

【病证】

任脉循行胸腹正中，于小腹部与足三阴交会，如脉气失调，可发生前阴诸病，如疝气、白带、月经不调、不孕不育、小便不利、遗尿、遗精、阴中痛等。

据《针灸大全》所载八脉八穴，列缺通任脉，其主治证有痔疾、便泄、痢疾、疟疾、咳嗽、吐血、溺血、牙痛、咽肿、小便不利、胸脘腹部疼痛、噎嗝、产后中风、腰痛、死胎不下、脐

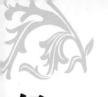

腹寒冷、膈中寒、乳痛、血疾等。

【腧穴】

会阴（RNI）

定位 在会阴部，男性当阴囊与肛门连线中点处，女性当大阴唇后联合与肛门连线中点处。

主治 小便不利，阴痛，痔疾，遗精，月经不调，癫狂，昏迷，溺水窒息。

曲骨（RN2）

定位 在耻骨联合上缘中点处。

主治 小便不利，遗尿，遗精，阳痿，痛经，月经不调，带下。

中极（RN3） 膀胱募穴

定位 在下腹部正中线上，当脐下4寸处。

主治 小便不利，遗尿，疝气，遗精，阳痿，月经不调，崩漏，带下，阴挺，不孕。

关元（RN4） 小肠募穴

定位 在下腹部正中线上，当脐下3寸处。

主治 遗尿，尿频，尿闭，泄泻，腹痛，遗精，阳痿，疝气，月经不调，带下，不孕，中风脱证，虚劳羸瘦（本穴有强壮作用，为保健要穴）。

石门（RN5） 三焦募穴

定位 在下腹部正中线上，当脐下2寸处。

主治 腹痛，水肿，疝气，小便不利，泄泻，经闭，带下，崩漏。

气海（RN6） 肓之原穴

定位 在下腹部正中线上，当脐下1.5寸处。

主治 腹痛,泄泻,便秘,遗尿,疝气,遗精,阳痿,月经不调,经闭,崩漏,虚脱,形体羸瘦(本穴有强壮作用,为保健要穴)。

阴交(RN7)

定位 在下腹部正中线上,当脐下1寸处。

主治 腹痛,疝气,水肿,月经不调,带下。

神阙(RN8)

定位 在肚脐中央。

主治 腹痛,泄泻,脱肛,水肿,虚脱。

操作 因消毒不便,故一般不针,多用艾条灸或艾炷隔盐灸。

水分(RN9)

定位 在腹部正中线上,当脐上1寸处。

主治 水肿,小便不通,腹泻,腹痛,反胃,吐食。

下脘(RN10)

定位 在上腹部正中线上,当脐上2寸处。

主治 腹痛,腹胀,泄泻,呕吐,食谷不化,痞块。

建里(RN11)

定位 在上腹部正中线上,当脐上3寸处。

主治 胃痛,呕吐,食欲不振,腹胀,水肿。

中脘(RN12)　胃募穴;八会穴之腑会

定位 在上腹部正中线上,当脐上4寸处。

主治 胃痛,呕吐,吞酸,呃逆,腹胀,泄泻,黄疸,癫狂。

上脘(RN13)

定位 在上腹部前正中线上,当脐中上5寸处。

主治 胃痛,呕吐,呃逆,腹胀,癫痫。

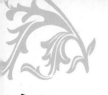

巨阙（RN14）　心募穴

定位　在上腹部前正中线上，当脐中上6寸处。

主治　胸痛，心痛，心悸，呕吐，癫狂痫证。

鸠尾（RN15）　络穴；膏之原穴

定位　在上腹部前正中线上，当胸剑结合部下1寸处。

主治　胸痛，呃逆，腹胀，癫狂痫证。

中庭（RN16）

定位　在胸部正中线上，平第5肋间，即胸剑结合部。

主治　胸胁胀满，心痛，呕吐，小儿吐乳。

膻中（RN17）　心包募穴；八会穴之气会

定位　在胸部正中线上，平第4肋间处。

主治　咳嗽，气喘，胸痛，心悸，乳少，呕吐，噎膈。

玉堂（RN18）

定位　在胸部正中线上，平第3肋间处。

主治　咳嗽，气喘，胸痛，呕吐。

紫宫（RN19）

定位　在胸部正中线上，平第2肋间处。

主治　咳嗽，气喘，胸痛。

华盖（RN20）

定位　在胸部正中线上，平第1肋间处。

主治　咳嗽，气喘，胸胁胀痛。

璇玑（RN21）

定位　在胸部正中线上，当天突下1寸处。

主治　咳嗽，气喘，胸痛，咽喉肿痛。

天突（RN22）

定位　在颈部前正中线上，当胸骨上窝中央。

主治　咳嗽，气喘，胸痛，咽喉肿痛，暴喑，瘿气，梅核气,噎膈。

廉泉（RN23）

定位　在颈前正中线上,当舌骨体上缘中点处。

主治　舌下肿痛,舌纵流涎,舌强不语,暴喑,喉痹,吞咽困难。

承浆（RN24）

定位　在面部,当颏唇沟的正中凹陷处。

主治　口㖞,齿龈肿痛,流涎,暴喑,癫狂。

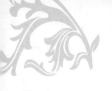
冲 脉

【循行】

　　冲脉是五脏六腑十二经脉之海，五脏六腑都禀受它的气血濡养。其上行的一支，出于咽喉上部和后鼻道，向诸阳经渗灌精气。向下的一支，注入足少阴肾经的大络，从气冲部分出，沿大腿内侧下行，进入腘窝中，下行于小腿深部胫骨内侧，到足内踝之后的跟骨上缘而分出两支，与足少阴经并行，将精气灌注于足三阴经；向前行的分支，从内踝后的深部跟骨上缘处分出，沿着足背进入大趾间。

　　冲脉和足少阴之络同起于肾下，出于足阳明经的气冲部，沿大腿内侧，向下行于中，再沿胫骨内侧，与足少阴经一起下行入于足内踝之后，入于足下。

　　另一支脉，斜入内踝，出而入于胫骨、跗骨相连之处，经足背进入大趾之间，入诸络脉之中，起到温养胫部和足部的作用。

　　冲脉起于气冲穴，伴随足阳明胃经，挟脐两旁上行，到胸中面分散。

【功能】

冲脉的"冲"字,含有冲要、要道的意思。冲脉上至于头,下至于足,贯串全身,为总领诸经气血的要冲。冲脉能调整十二经气血,故有"十二经之海""五脏六腑之海"和"血海"之称。由于冲脉与任脉相并行,又与督脉相通,其脉气在头部灌注诸阳,在下肢渗入三阴,因此容纳来自十二经脉五脏六腑的气血,成为十二经脉、五脏六腑之海。冲脉与足阳明经会于气冲穴,又与足少阴经相并而行,与胃和肾相联系,胃为"后天之本""水谷之海",肾为"先天之本""原气之根"。冲脉起于胞中,又称"血室""血海"。妇女月经与冲脉功能有密切联系,《素问·上古天真论》谓:"太冲脉盛,月事以时下""太冲脉衰少,天癸竭,地道不通",这里的"太冲脉"即指冲脉。"冲为血海"说明冲脉与妊产胎育密切相关。

【病证】

冲脉和任、督二脉同源异流,冲脉起于胞中,如脉气失调,则有月经失调、不孕、漏胎、小产等病出现;本经循腹至胸中而散,故有气急、胸腹痛、气上冲心等症。

据《针灸大全》所载八脉八穴,公孙通于冲脉,其主治证有心(胃)痛、胸脘满闷、结胸、反胃、酒食积聚、肠鸣、水气、泄泻、噎膈、气急、胁胀、脐腹痛、肠风便血、疟疾、胎衣不下、血崩昏迷等。

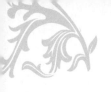 带　脉

【循行】

足少阴经别,向上行至腘窝中,另走与足太阳经相会合,再向上内行至肾,当十四椎处(两旁肾俞穴)分出,属于带脉。

带脉出自季胁部,交会于足少阳胆经的带脉、五枢、维道穴,围绕腰腹部一周。

【附注】

《奇经八脉考》载:"带脉者,起于季胁足厥阴之章门穴,同足少阳循带脉穴,围身一周,如束带然。"

【功能】

带脉的"带"字,含有腰带的意思。因其横行于腰腹之间,统束全身直行的经脉,状如束带,故称带脉。带脉的主要功能,总的说来是"约束诸经"。它从第二腰椎发出,围绕腰一周。因此,足部的阴阳经脉都受带脉的约束。由于带脉出自督脉,行于腰腹,腰腹部是冲、任、督三脉脉气所发

之处（冲、任、督三脉皆起于胞中），所以带脉与冲、任、督三脉的关系极为密切。

【病证】

《难经·二十九难》谓："带之为病，腹满、腰溶溶若坐水中。"如带脉不和，可见妇女月事不调、赤白带下等症。《素问·痿论》记载："阳明虚则宗筋纵，带脉不引，故足痿不用。"说明带脉失调，可发生痿症。在王叔和的《脉经》里，也有"诊得带脉，左右绕脐腹腰脊，痛冲阴股"等叙述。

据《针灸大全》所载八脉八穴，临泣（足）通于带脉，其主治证有中风手足不举、肢体麻木拘挛、发热、头风痛、项肿连腮、眼目赤痛、齿痛、咽肿、头眩、耳聋、皮肤风疬痒、筋脉牵引不舒、腿痛、胁肋疼痛等。

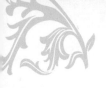

阴阳跷脉

阳跷者，足太阳之别脉，其脉起于跟中，出于外踝下足太阳申脉穴，当踝后绕跟，以仆参为本，上外踝上3寸，以跗阳为郄，直上循股外廉，循胁后髀，上会手太阳、阳维于臑俞，上行肩外廉，会手阳明于巨骨、肩髃，上人迎，挟口吻，会手足阳明、任脉于地仓，同足阳明上而行巨髎，复会任脉于承泣，至目内眦与手足太阳、足阳明、阴跷五脉会于睛明穴，从睛明上行入发际，下耳后，入风池而终。（按：阳跷交会穴《针灸甲乙经》无风池、风府，据《难经》补。）

阴跷脉是足少阴肾经的支脉，起于然谷之后的照海穴，上行于内踝上方，向上沿大腿的内侧，进入前阴部，然后沿着腹部上入胸内，入于缺盆，向上出人迎的前面，到达鼻旁，连属于目眦，与足太阳经、阳跷脉会合而上行。

跷脉的"跷"字有足跟和跷捷的含义。因跷脉从下肢内、外侧上行头面，具有交通一身阴阳之气、调节肢体运动的功用，故能使下肢灵活跷捷。又由于阴阳跷脉交会于目内眦，入属于脑，故《灵枢·寒热病》有"阳气盛则目，阴气盛则瞑目"的论述。《灵枢·脉度》则谓："男子数其阳，女子数其阴，当数者为经，不当数者为络也。"意指男子多动，以阳跷为主；女子多静，以阴跷为主。卫气的运行主要是通过阴阳跷脉而散布全身。卫气行于阳则阳跷盛，主目张不欲睡；卫气于阴则阴跷盛，主目闭而欲睡。说明跷脉的功能关系到人的活动与睡眠。

《难经·二十九难》谓："阴跷为病，阳缓而阴急；阳跷为病，阴缓而阳急。"就是说阴跷脉气失调，会出现肢体外侧的肌肉弛缓而内侧拘急；阳跷脉气失调，会出现肢体内侧肌肉弛缓而外侧拘急的病证。这说明跷脉与下肢运动功能有密切关系。

据《针灸大全》所载八脉八穴，申脉通于阳跷，其主治证有腰背强直、癫痫、骨节疼痛、遍身肿、满头出汗等；照海通于阴跷，其主治证有咽喉气塞、小便淋沥、膀胱气痛、肠鸣、肠风下血、黄疸、吐泻、反胃、大便艰难、难产昏迷、腹中积块、胸膈嗳气、梅核气等。

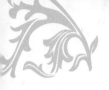

阴阳维脉

　　阳维起于诸阳之会，其脉发于足太阳金门穴，在足外踝下1.5寸，上外踝7寸，会足少阳于阳交，为阳维之郄，循膝外廉上髀厌抵少腹侧，会足少阳于居髎，循胁肋斜上肘，上会手阳明、手足太阳于臂臑，过肩前，与手少阳会于臑会、天髎，会手足少阳、足阳明于肩井，入肩后，会手太阳、阳跷于臑俞，上循耳后，会手足少阳于风池，上脑空、承灵、正营、目窗、临泣，下额与手足少阳、阳明五脉会于阳白，循头入耳，上至本神而止。凡二十二穴。

　　阴维起于诸阴之交，其脉发于足少阴筑宾穴，为阴维之郄，在内踝上5寸腨肉分中，上循股内廉，上行入少腹，会足太阴、厥阴、少阴、阳明于府舍，上会足太阴于大横、腹哀，循胁肋会足厥阴于期门，上胸膈挟咽，与任脉会于天突、廉泉，上至顶前而终。凡十四穴。

　　维脉的"维"字，含有维系、维络的意思。《难经·二十八难》谓："阳维、阴维者，维络于身，溢蓄不能环流灌诸经者也。"说明阳维有维系、联络全身阳经的作用，阴维有维系、联络全身阴经的作用。阳维脉维络诸阳经，交会于督脉的风府、哑门；阴维脉维络诸阴经，交会于任脉的天突、廉泉。在正常的情况下，阴阳维脉互相维系，对气血盛衰起调节溢蓄的作用，而不参与环流，如果功能失常则出现有关的病证。

阳维脉发病，出现发冷、发热、外感热病等表证，所以《难经·二十九难》有"阳维为病苦寒热"之说；阴维脉发病，表现出心痛、胃痛、胸腹痛等里证。张洁古解释："卫为阳，主表，阳维受邪为病在表，故苦寒热；营为阴，主里，阴维受邪为病在里，故苦心痛。"王叔和在《脉经》中说："诊得阳维脉浮者，暂起目眩，阳盛实者，苦肩息，洒洒如寒""诊得阴维脉沉大而实者，苦胸中痛，肋下支满，心痛"。以上都说明，阳维脉主表证，阴维脉主里证。《素问·刺腰痛》有"阳维之脉令人腰痛，痛上怫然肿，刺阳维之脉"的记载。

第四篇

健康经络

知己·知彼

《黄帝内经》记载："经脉者，所以能决生死，处百病，调虚实，不可不通。"中华养生文明源远流长，从《黄帝内经》开始就提出了经络养生的重要性。经络养生是在中医经络理论的指导下，通过针刺、灸法、推拿按摩、气功、导引等方法，调理人体的经络系统，使气血通畅、脏腑功能协调、机体处于阴阳平衡状态，从而达到防病治病、强身益寿的目的。

中医认为，养生的重要原则就是天人相应，而天人相应是靠经络实现的。自然界的许多变化总是先影响经络，进而才影响机体。经络依靠体内的经气维持机体与自然界无形之气之间的某种平衡，这种平衡由体表经络上的穴位来决定。如足底涌泉穴，当人体劳累虚弱时，按压这个穴位就会感觉疼痛。

正常情况下经络有正常的生理功能，即运行气血、感应传导。在病理情况下经络成了病邪传播的通道，如《素问·缪刺论》云："夫邪之客于形也，必先舍于皮毛，留而不去入舍于孙脉，留而不去入于络脉，留而不去入于经脉，散于肠胃。"同样，内脏器官的病变亦能通过经络反映于体表的相应部位，现在医学的"淋巴转移"就好比经络的传导变化，比如食管癌、胃癌、锁骨上窝淋巴结肿大正符合足阳明胃经循气管上行入锁骨上窝的特点。

随着人民物质生活水平的不断提高，精神文明生活的日益丰富，健康与长寿已成为一项重要课题，特别是近年来亚健康人群的逐年增加，药物对人体的不良作用日趋严重，人们开始崇尚回归自然，运用中医养生以维护自身健康、改善健康、治疗疾病，因此以经络为基础的各种非药物调理方法，越来越受到世界各国的欢迎。

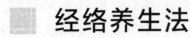

经络养生法

中医对经络的认识

中医认为经络是人体经脉和络脉的总称。"经"，有路径之意，经脉贯通上下，沟通内外，是经络系统的主干。"络"，有网络之意，络脉是经脉别出的分支，较经脉细小，纵横交错，遍布全身。经络沟通于脏腑与体表之间，在内连属于脏腑，在外则连属于筋内、皮肤、肢节，将人体脏腑、组织、器官联结成一个有机的整体，从而使人体的各部分功能活动保持相对的协调平衡状态。经络的生理功能中医称之为"经气"，其功能主要表现在网络周身，联通整体；运行气血，协调阴阳；抗御病邪，反映病症；传导感应，调整虚实四个方面。经络是人体的网络时空，包括十二经脉、奇经八脉、十二经别、十五络脉、十二经筋和十二皮部。经络是运行气血、联系脏腑和体表及全身各部的通道，使机体表、里、上、下、内、外的气血营养相互传播，维系机体的内外平衡、阴阳协调；同时也负责感应的传导，各种内外刺激也会通

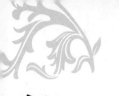

经络
　养生

过经络传递大脑,使机体脏腑经络产生变化,发生生理性和病理性效应。关于经络在养生保健上的重要意义在两千多年前就已有非常明确的认识。经络学说在实际临床运用中产生的巨大功效足以证明这一认识的正确性。

养 生 的 渊 源

　　早在《黄帝内经》中就有许多关于针灸养生的记载,开创了针灸养生之先河。如《灵枢·逆顺》篇云:"上工刺其未生者也……上工治未病,不治已病。"《金匮要略》记载:"四肢才觉重滞,即导引,吐纳,针灸,勿令九窍闭塞。"唐代针灸保健盛行,深知足三里有防病抗衰之功,将其称为"长寿穴"。宋代窦材《扁鹊心书》指出:"人于无病时常灸关元、气海、中脘,虽未得长生,也可保百余年寿矣。"由此可以看出古代针灸在预防疾病方面应用相当广泛。

　　养生保健的科学机理总的说来主要是通过抗衰老作用来实现的,而抗衰老的具体途径又有多种,从近年实验研究和临床研究的情况看,有关刮痧、拔罐方面的研究较少,而有关针灸(特别是艾灸)的研究相对较多。

十二时辰法

中医认为，经气想要运行全身一周，需要经过12个时辰，也就是24个小时。经气运行分为十二时段，每一时段即为一条经络的开穴运行时间。

子时（23～次日1时），胆经经气最旺。胆的生理功能是内藏胆汁帮助食物的消化代谢，如果不注意按时睡眠，会影响气血回流胆经，容易出现头晕目眩、耳鸣、失眠多梦、神经官能症等。

丑时（1～3时），肝经气血最旺。肝藏血，即肝脏能贮藏、分配和调节全身的血液及疏导全身功能活动，使气血调和。如果肝经气血出问题就会出现胁肋胀痛、胸闷、胃口不佳等，所以说丑时宜静卧。

寅时（3～5时），肺经经气最旺。这时气血由阴转阳，肺经将肝贮藏的新鲜血液输送至百脉，迎接新的一天到来。这个时间段人从静变动，是转化的过程，需要有一个深度的睡眠。

卯时（5～7时），大肠经经气最旺。大肠运送、排泄废物，如果饮食失调、误食不净食物或其他脏腑失调，就容易出现口干舌燥、腹胀腹痛、便秘等症状。因此，最好养成每

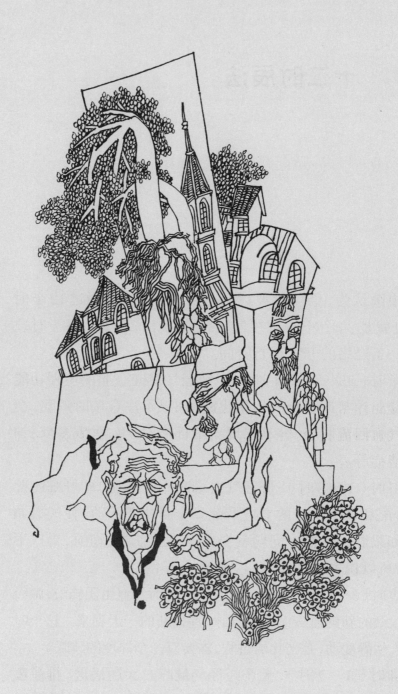

天早起后排便的好习惯,避免宿便堆积。

辰时(7～9时),胃经经气最旺。胃主受纳,腐熟水谷,以助消化。这两个小时是吃早餐的最佳时间段,此时是阳气最足的时候,进食的早餐最易被消化、吸收、代谢、利用,提供一天所需热量。

巳时(9～11时),脾经经气最旺,有利于吸收营养、生血。吃过早餐后,需要依靠脾胃运化。如果脾的功能正常,消化吸收好,则血气充足,白天精神十足。

午时(11～13时),心经经气最旺。心主血脉,有利于周身血液循环;心火生胃土,有利于消化;同时心主血脉和神志,应该调养休息。人在午时能小憩片刻,对于养心大有好处,可使下午至晚上精力充沛。

未时(13～15时),小肠经经气最旺。小肠经当令的未时是吸收营养的最佳时刻,所以午餐最好在未时进行,且一定要吃好,饮食的营养价值要高、种类要丰富。

申时(15～17时),膀胱经经气最旺。此时大脑气血充盛,人的记忆力和判断力都很强,正是学习、记忆的好时机。上午学到的知识,此时来复习,会取得很好的效果。

酉时(17～19时),肾经经气最旺。此时进入贮藏精华的阶段,不适宜做太强烈的运动,也不适宜大量喝水,以免增加肾脏的负担。

戌时(19～21时),心包经经气最旺。心的力量再次增强,心火生胃土,有利于消化,为晚餐时间。此时要保持心情愉快,可以与家人或朋友一起聊天,或共进晚餐,但晚餐不宜过腻过多。

亥时(21～23时),阴气更重,阳气更弱。此时是入睡的最佳时期,睡前要少喝水。

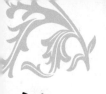

■ 疾病诊断

《灵枢·海论》谓："夫十二经脉者，内属于腑脏，外络于肢节。"说明人体的经络是沟通脏腑和体表的通路。《素问·调经论》谓："五脏之道皆出于经髓，以行其气血，血气不和，百病乃变化而成。"强调了经络与五脏的联系及经络的重要性。《灵枢·经脉》中则更加详细地论述了十二经脉的循行部位、脏腑络属关系，这不仅强调了脏腑经络的相关性，也为脏腑表里相关理论打下了理论基础，为诊断疾病提供了依据。《灵枢·九针十二原》又云："五脏有疾也，应出十二原。"以上这些都说明了经络及经络上的腧穴与五脏有着密不可分的联系，它反映病症，并为临床诊断提供依据。现代生理学认为，背部是躯体神经和植物神经分布区域，也是体表和脏腑联系的主要通道和枢纽，而膀胱经内侧线（背俞）与交感干和交脊联系点体表投影关系十分密切，这也从另一个方面说明了经脉与脏腑的相关性。

利用经络理论诊断疾病，通常是通过对经络的视触切按循压，再结合证候表现，确定出病变的部位、病变的性质。通常分为经络诊法和分经辨证两部分。

经络诊法

经络望诊

《灵枢·邪气脏腑病形》谓："十二经脉，三百六十五络，其血气皆上于面而走空窍。"指出经络的作用，可从面部色泽反映出脏腑气血的盛衰。《素问·皮部》记载"视其部中有浮络者，皆阳明之络也。其色多青则痛，多黑则痹，黄赤则热，多白则寒，五色皆见，则寒热也"。临床中还可见到一些患者的皮肤上沿着经络循行线出现斑疹，甚至出现一经串联他经的现象，可根据斑疹的色泽、出现的部位来判断出现病变的经络脏腑。如循经皮肤病，沿经络路线呈带状分布，可见于十四经及带脉上，其中发生于足少阴肾经最多，大肠经次之，肺经及心包经再次之。循经皮肤病的出现与该经所属的内脏病变有一定的关系，如肾经出现皮疹者常有泌尿系统、神经系统精神方面的变化；出现在脾经的皮损者多伴有消化系统的病变，如慢性腹泻、消化不良等。

经络切诊

经络切诊是经络诊法的主要内容，包括寸口脉、人迎脉、趺阳脉、太溪脉的切诊以及经络分部的切诊。一般以寸口脉诊阴经病的虚实，人迎脉诊阳经病的虚实，趺阳脉诊阳明经的盛衰，太溪脉诊肾脉的盛衰。临床中人们常独取寸口脉诊断全身的病变，对危重患者则必须兼切趺阳、太溪二脉，以验其胃气、肾气之有无。

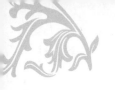
经络分部的切诊，指在一定的经络循行部位或有关的腧穴上利用触扪、按压等方法进行诊查。循经按压所得的异常反应包括循经的疼痛、酸痛、抽痛、麻木、发热、发凉甚至灼热，或肿块、结节，或条索状物。临床上常见的背部肌纤维炎、急性肌肉风湿病等，局部切诊时可在膀胱经上出现压痛、结节或条索等阳性反应物。腧穴是人体脏腑经络气血输注出入的特殊部位，它们的某些特殊变化，常常可以反映所在经络或脏腑的病变。临床上常可见胃病患者，在足三里处多出现条索状物，背部的胃俞穴局部组织疏松或呈凹陷或感觉异常；阑尾炎患者多在足阳明胃经的上巨虚附近有压痛点；胆囊炎患者多在足少阳胆经的阳陵泉下有压痛。有人认为募穴主深久之病，俞穴主初浅之病，郄穴主急症，并以触到结节、条索状物及指下感觉硬胀为阳性征象。有人在对瘿病进行经络诊察的临床研究中发现：在体表经络穴位病理反应中，在通常情况下，结节、条索物柔软不痛为虚，结节、条索物硬胀压痛为实；酸胀麻木多为虚；郄穴反应多为实，原穴反应多为虚。当同时在几个郄穴触到结节、条索物，则另有不同的主病。如当在孔最、水泉同时触及结节或条索物则为结核；在中都、水泉同时可触及者为脑神经耳目疾患；在中都、地机同时触及者主妇女病或血液病。

分 经 辨 证

根据病证的表现按经络来分析病证即为分经辨证，包括辨证归经和辨位归经。

辨证归经

辨证归经是以临床证候为依据的归经形式。

辨位归经

辨位归经是直接按病变部位作为依据的一种归经形式。临床中首先观察病证发生部位，然后判断是何经的病证。如牙痛，上牙痛属手阳明大肠经，下牙痛属足阳明胃经。有医者认为，各种疾病在一定程度上，均可通过一定的形式反映在体表线上，一般不外乎本经、表里经、同名经和表里经的同名经。如心脏病首先表现在心经或小肠经，进而表现在肾经和膀胱经，偶尔也可以先表现在表里经或同名经，故心经、小肠经、肾经出现麻木时，首先应注意心脏疾患，其次要注意肾脏疾患，这样可以有目的地探求疾病所在。一般异常反应常常有疼痛、麻木、迟钝、皮肤松弛、结节、陷下、肿胀、丘疹及温度或皮肤电阻改变等。

针灸通过经络穴位的刺激完成由表及内、由内及表的作用交流，通过外表调和内脏和内脏接受刺激又调节到外表，同振共鸣产生效应；经络学说在药物治疗疾病中也发挥着重要的指导作用，药物学中所说的药物归经随经络学说而诞生。正如《黄帝内经》所言："五味各走其所喜：谷味酸，先走肝；谷味苦，先走心；谷味甘，先走脾；谷味辛，先走肺；谷味咸，先走肾。"用药如用兵，路不通，不明路线，结果不言而喻。

第五篇

经络保健

针灸·痧罐

我国正加速进入老龄社会,随之面临人口从增长型为主转为以结构型为主的人口问题,人口老龄化带来的医疗卫生问题不只是老年人个人的问题,也是一个社会问题,不仅影响老年人的生存质量,也给社会和家庭带来沉重的负担。所以,如何加强老年人的养生保健,增强体质,提高生存质量,是全社会面临的重大课题。

　　老年人退休后没了工作的压力,一下子变得清闲起来,空余时间增多,这就为自我保健提供了时间上的保证。此外,老年人一旦退休,会有一种远离社会,甚至被社会抛弃的感觉,而且退休后人际交往大大减少,子女独立或成家,这些都使老年人的孤寂感增强。孤独是健康的大敌,孤独、寂寞会引发抑郁症,可使癌症发病率增加。通过经络保健,一方面使老年人有事可做,不至于觉得过于无聊,另一方面可以促进身心健康,减少疾病发生率,延年益寿。

　　经络存在的要义,在于它是身心和解的渠道,而经络保健疗法是人对于身体认知之后与外界自然和解的一种自我诠释。学习运用以下老年人常用中医经络保健疗法,疏通经络身心,增进健康,强身健体。

针 刺

随着人民生活水平的逐渐提高，对于健康的要求也不再停留在有病治病的阶段，而进入到无病防病、养生保健的阶段。经济简便、无任何不良反应的针灸疗法，便受到了极大重视。针刺法，是使用针灸针通过一定的手法和方式刺激机体穴位或其他部位的操作方法。

毫 针 介 绍

毫针，是现代针灸临床普遍采用的针灸针，目前临床上所用的毫针多由不锈钢制成，具有较好的弹性和强度，不易锈蚀，且价格便宜。毫针的结构可分为5个部分，即针尖、针身、针根、针柄、针尾。

毫针法中，取得效果的关键在于针刺后是否有得气的现象。所谓得气，是指针刺入穴位后，通过捻转、提插等手法，使针刺部位产生特殊的感觉，亦称为"针感"。针下是否得气，可从两个方面分析判断，即患者对针刺的感觉和医

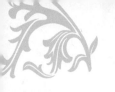

者手下的感觉。当针刺穴位得气时，医者会感到针下有徐和或沉紧的感觉，同时，患者也会感到针下有相应的酸、胀、重、麻等感觉，这种感觉可沿着一定部位向一定方向扩散传导。若无经气感应而不得气时，医者则感到针下空虚无物，患者亦无酸、胀、重、麻等感觉。

得气与针刺疗效关系密切，一般而言，得气快，出现疗效也快；得气慢，出现疗效也慢；若不得气，就可能治疗效果差，甚至没有效果。在临床上若针刺不得气，多因取穴不准或针刺角度、深度不当所致。对此应根据不同情况作相应调整，或运用针刺手法进行运气。

穴位之老年保健

穴位是古人在长期的医疗保健实践中逐步发现和积累起来的。初期的针灸治疗没有确定的穴位，只是在病痛局部作砭刺（石针）、扣击、按摩、针刺或火灸等治疗，这就是《内经》所说的"以痛为俞（腧穴）"，即把痛点作为穴位。人们还会在无意识中发现穴位，如误伤或按压肢体某一部位，在局部出现疼痛或舒适感觉后，远离该部位的脏器病痛得到缓解或随之消失。当再出现这种病痛时，人们就有意识地刺灸这些部位来进行治疗。随着对体表刺激部位及其治疗作用的不断观察，对穴位认识的逐步加深，人们便开始对穴位进行定位和命名。通过大量的医疗实践，古医家们对穴位主治进行分析和归类，并结合经络理论，将某些主治作用相似、感传路线一致的穴位加以归经，现在所谓的经穴就是指这类穴位。

穴位在老年保健方面具有独特魅力，通过简单的刺激经络穴位，既能起到疏通经络、延年益寿的作用，又可避免因口服一些药物而引起的不良反应。

穴位的分类

穴位通常分为"经穴""经外奇穴"和"阿是穴"三类。凡是归属于十二经脉和任、督二脉的穴位，亦即归属于十四经的穴位，总称"经穴"。经穴都有具体的穴名和固定的位置，分布在十四经脉的循行路线上，有明确的针灸主治证。根据清代李学川的《针灸逢源》记载，人体共有361个经穴。

五输穴是指十二经脉在肘、膝关节以下的井、荥、输、经、合五个特定穴位，简称五输。据《灵枢·九针十二原》载："所出为井，所溜为荥，所注为输，所行为经，所入为合，二十七气所行，皆在五输也。"用水的源流来比喻各经脉运行从小到大、由浅入深、自远而近的特点。井穴多位于手足端，喻作水的源头，是经气所出的部位，即"所出为井"。荥穴多位于掌指或跖趾关节前，喻作水流尚微，萦迂未成大流，是经气流行的部位，即"所溜为荥"。输穴多位于掌指或跖趾关节后，喻作水流由小而大、由浅注深，是经气渐盛、由此注彼的部位，即"所注为输"。经穴多位于腕、踝关节以上，喻作水流变大，畅通无阻，是经气正盛运行经过的部位，即"所行为经"。合穴位于肘、膝关节附近，喻作江河水流汇入湖海，是经气由此深入，进而会合于脏腑的部位，即"所入为合"。《难经·六十八难》曰："井主心下满，荥主身热，输主体重节痛，经主喘咳寒热，合主逆气而泄。"

凡未归入十四经穴范围，而有具体的位置和名称的经验效穴，统称"经外穴"。经外穴分为两类，一类是记载在

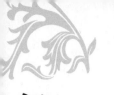
古书上，又叫经外奇穴，简称"奇穴"；另一类是现代医疗工作者新发现的，叫新穴，其主治比较单一，如定喘穴治哮喘，太阳穴治头痛等。奇穴数目庞大，但临床上效果比较明显的大概有一百多个。

阿是穴，又称天应穴、不定穴等，通常是指该处既不是经穴，又不是奇穴，只是按压痛点。最早对阿是穴进行命名并阐述的是唐代孙思邈写的《千金要方》，这类穴既无具体名称，又无固定位置，而是以压痛或其他反应点作为刺灸的部位。阿是穴多位于病变附近。

穴位的作用

1. 反映病症，协助诊断

穴位在病理状态下具有反应病候的作用，如胃肠疾患的人常在胃经和脾经上的足三里、地机等穴出现压痛、过敏，有时并可在第5至第8胸椎附近触到软性异物；患有肺脏疾患的人，常可以在肺俞、中府等穴有压痛、过敏及皮下结节。临床上常用穴位指压的方法查找穴位的压痛、过敏、肿胀、硬结及局部肌肉的坚实虚软程度，并观察穴位皮肤的色泽、瘀点、丘疹、脱屑等来协助诊断。

2. 接受刺激，防治疾病

穴位不仅是气血输注的部位，也是邪气所客之处所，又是针灸防治疾病的刺激点。通过针刺、艾灸等对穴位的刺激以通其经脉，调其气血，使阴阳归于平衡，脏腑趋于和调，从而达到扶正祛邪的目的。穴位的治疗作用有以下三个方面的作用。

（1）邻近作用

这是经穴、奇穴和阿是穴所共有的主治作用特点，即

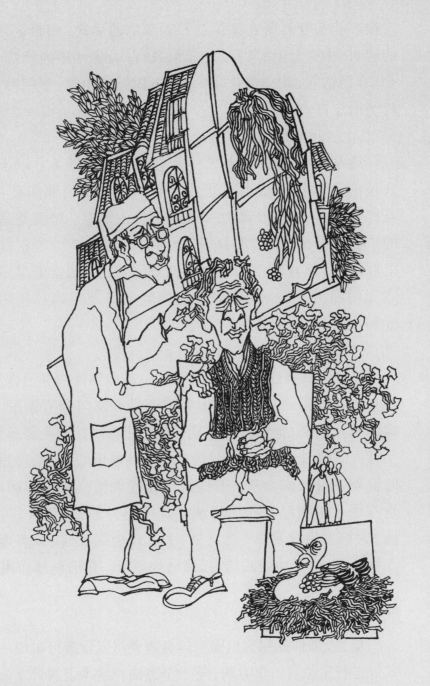

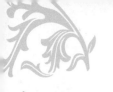

穴位都能治疗其所在部位及邻近部位的病症，如眼区周围的睛明、承泣、四白各穴，均能治眼病；耳区周围的听宫、听会、耳门诸穴，均能治疗耳病；胃部附近的中脘、梁门等穴，均能治疗胃病。

（2）远道作用

这是经穴尤其是十二经脉在四肢肘、膝关节以下的穴位的主治作用特点。这些要穴不仅能治局部病症，而且能治本经循行所到达的远部部位的病症，这就是常说的"经络所过，主治所及"。如手上的合谷穴，不仅能治上肢病症，而且能治颈部和头面部病症；小腿上的足三里穴不但能治下肢病症，而且能治胃肠以及更高部位的病症等。

（3）整体作用

临床实践证明，针灸某些穴位可起整体性的调治作用，这是远道作用的扩大。一般经穴都具有双向调节作用，如腹部的天枢穴，泄泻时针刺能止泻；便秘时针刺则能通便。手臂内侧的内关穴，心动过速时针刺能减慢心率；心动过缓时针刺则可加快心率。有些穴位还能调治全身性的病症，这在手足阳明经穴和任督脉经穴中更为多见，如合谷、曲池、大椎可治疗发热；足三里、关元作为强壮穴，具有增强人体防卫、免疫功能的作用，这些均属于穴位的整体作用。

如何寻找穴位

那么，如何找到穴位呢？这就需要对穴位进行定位。对穴位进行定位有三个方法，第一个方法在学术上叫骨度分寸法，也就是把人体某一部位的长度划分等分，具体划分见下表。

表1　骨度分寸法

头　部	前两额头角（头维）之间	9寸
上肢部	腕掌横纹至肘横纹	12寸
	肘横纹至腋横纹	9寸
胸腹部	胸骨上窝至胸剑联合	9寸
	胸剑联合至脐中	8寸
	脐中至耻骨联合上缘	5寸
	两乳头之间	8寸
下肢部	耻骨联合上缘至股骨内上髁上缘	18寸
	胫骨内侧髁下方至内踝尖	13寸
	股骨大转子至腘横纹	19寸
	股骨内上髁上缘至胫骨内侧髁下	3寸
	腘横纹至外踝尖	16寸

　　第二个方法是同身寸法，一是拇指同身寸法，即人的大拇指指关节横纹的宽度是1寸，这个比较准确；二是一夫法，就是患者的示指、中指、无名指和小指四指并拢，通过中指中节横纹处的宽度为3寸。

　　第三个方法是简便取穴法，如两手虎口自然平直交叉，一手示指按压在另一手腕后高骨上方，其示指尖下取列缺；站立时两手自然下垂，其中指尖下在下肢所触及处取风市。在这里要清楚一个概念，就是每个人的尺寸都是定数，并不因为人的高矮或胖瘦而改变。

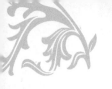

■ 灸 法

灸法可以防病抗病、延年益寿，作用神奇。那么灸法到底是什么呢？

灸法是以"长寿之草"之称的艾草作为原料，制成艾绒，在一定的穴位上，用各种不同的方法燃烧，直接或间接地施以适当的温热刺激，通过经络的传导作用，而达到治病和保健目的的一种方法。千百年来广泛流传于民间，俗语有云："家有三年艾，郎中不用来"。

灸法的历史，可以追溯到先民们对火的认识和使用，在古老的典籍中可以找到很多有关使用灸法的记录。如《孟子·离娄》谓："犹七年之病，求三年之艾。"就是说，得了七年之久的病，需要用陈放了三年的艾绒来灸治。这一记载至少说明两个事实，一是我国古代在医疗实践中已经广泛使用灸法治疗疾病，二是灸治疾病需使用艾绒。有"扁鹊三世"之称的宋代医家窦材在他所著的《扁鹊心书》中说："真气虚则人病，真气脱则人死，保命之法，灼艾第一，丹药第二，附子第三。"这是说如果一个人的真气虚弱，便会得病；如果他的真气耗散，便会死掉。保全性命，首选的治疗方法不是丹药,不是草药,而是艾灸。

艾灸的分类

艾灸就是将干燥的艾叶除去杂质捣碎成细软的艾绒,制成艾炷或艾条,熏烤人体穴位或部位以达到保健治病的方法。艾灸主要分成以下几类。

艾炷灸

艾炷,是指用手捏紧的圆锥形艾绒,小者如麦粒大,中者如半截枣核大,大者如半截橄榄大。艾灸时每燃烧一个艾炷,称为一壮。

1. 直接灸

直接灸,是将大小适宜的艾炷直接放在皮肤的穴位上进行施灸。若施灸时将施灸部位的皮肤烧伤化脓,那么愈后会留有瘢痕,则称为瘢痕灸;若不使施灸部位的皮肤烧伤化脓,不留瘢痕者,则称为无瘢痕灸。

(1)瘢痕灸

又名化脓灸。施灸时先将所灸穴位涂以少量的大蒜汁以增加黏附和刺激作用,然后将大小适宜的艾炷置于穴位上,再用火点燃艾炷进行施灸。每壮艾炷必须燃尽,除去灰烬后,方可易炷继续再灸,待规定壮数灸完为止。施灸时由于火烧灼皮肤,因此可产生剧痛,此时可用手在施灸的穴位周围轻轻拍打,借以缓解疼痛。在正常情况下,灸后1周左右,施灸部位化脓形成灸疮,5～6周灸疮自行痊愈,结痂脱落后而留下瘢痕。临床上常用于治疗哮喘、肺结核、瘰疬等

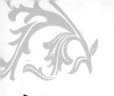

慢性疾病。

（2）无瘢痕灸

又名非化脓灸。施灸时先在所灸穴位涂以少量的凡士林以使艾炷便于黏附，然后将大小适宜的艾炷置于穴位上点燃进行施灸，当灸炷燃剩五分之二或四分之一而患者感到微有灼痛时，即可易炷再灸。若用麦粒大的艾炷施灸，当患者感到有灼痛时，医者可用镊子柄将艾炷熄灭，然后继续易炷再灸，待规定壮数灸完为止。一般应灸至局部皮肤红晕、不起泡为度。因其皮肤无灼伤，故灸后不会化脓，不留瘢痕。一般虚寒性疾病可用此法。

2. 间接灸

也叫隔物灸，是用药物将艾炷与施灸穴位的皮肤隔开进行施灸的方法，如隔姜灸、隔蒜灸、隔盐灸、隔附子灸等。

（1）隔姜灸

临床上常用艾炷隔姜灸。方法是：用鲜生姜切成直径2～3厘米，厚0.2～0.3厘米的薄片，中间以针穿刺数孔，上置艾炷放在应灸的部位，然后点燃施灸，当艾炷燃尽后，可易炷再灸。一般灸5～10壮，以皮肤红晕、不起泡为度。此法适用于虚寒病证，对呕吐、腹痛、泄泻、痛经和风寒湿痹等疗效较好。由于取材方便，操作简单，已成为最常用的隔物灸法之一。灸治方法与古代大体相同，亦有略加改进的地方，如在艾炷中增加某些药物或在姜片下面先填上一层药末，以加强治疗效果。

（2）隔蒜灸

古人主要用此法治疗痈疽，宋代陈言所撰的《三因极一病症方论》卷十四中有较详细的论述：痈疽初觉"肿痛，先以湿纸复其上，其纸先干处即是结痈头也……大蒜切成片，安其送上，用大艾炷灸其三壮，即换一蒜，痛者灸至不痛，不痛者灸至痛时方住。"该书还提到另一种隔蒜灸法，即隔蒜泥饼灸，"若十数作一处者，即用大蒜研成膏作薄饼铺头上，聚艾于饼上灸之。"在明代张介宾的《类经图翼》中又作进一步的发挥："设或疮头开大，则以紫皮大蒜十余头，淡豆豉半合，乳香二钱，同捣成膏，照毒大小拍成薄饼，置毒上铺艾灸之。"发展成隔蒜药饼灸法。

现代在灸治方法上基本上沿袭古代，有医者将其发展为铺灸；在治疗范围上则有所扩大，如用以治疗疣等皮肤病证。

（3）隔盐灸

隔盐灸，也是临床上常用的隔物灸之一。最早载于晋代葛洪《肘后备急方》，用食盐填平脐窝，置大艾炷进行施灸，用以治疗霍乱等急症。后世的医籍如唐代孙思邈的《千金要方》《千金翼方》、元代危亦林的《世医得效方》及明代李时珍的《本草纲目》等都有介绍，如《本草纲目》卷十一"霍乱转筋，欲死气绝，腹有暖气者，以盐填脐中，灸盐上七壮，即苏""小儿不尿，安盐于脐中，以艾灸之"。现代在施灸的方法上有一定的改进，如在盐的上方或下方增加隔物；治疗的范围也有相应的扩大，已用于多种腹部疾病

隔盐灸 ▼

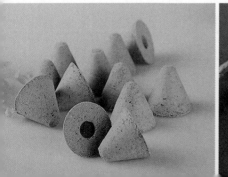
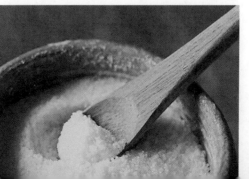

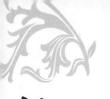
及其他病症的治疗。

（4）隔附子灸

隔附子片灸是将熟附子用水浸透后，切成厚约0.8厘米的片块，中间用针刺数孔，放于穴位上，再在其上放置艾炷进行施灸，待到灸完规定的壮数为止。隔附子饼灸是将附子研成粉末，用酒调和做成直径约3厘米、厚约0.8厘米的附子饼，中间以针刺数孔，放在应灸穴位或患处，上面再放艾炷进行施灸，直到灸完所规定壮数为止。多用于治疗阳痿、疮疡久溃不敛或早泄等。

需要注意的是，附子有毒，使用灸法时应注意在通风处进行，且孕妇及有过敏体质的人禁用。

艾条灸

艾条灸又称艾卷灸，系指用棉纸包裹艾绒卷成长圆筒状制成艾条，一端点燃后，在穴位或患处熏灼的一种灸治方法。艾条分为纯艾条和药艾条两类。纯艾条，亦称清艾条，指单纯用艾绒放在细棉纸中卷制而成，长20厘米，直径1.7厘米，每支重约30克（内有艾绒24克左右），可燃烧1小时左右，临床上用得最多。药艾条，指的是在艾绒中掺入某些中药药粉放在细棉纸中卷制而成。

艾条灸按照施灸的方法，分为温和灸、雀啄灸、回旋灸和实按灸。

1.温和灸

又叫悬灸，是将艾条的一端点燃，对准应灸的穴位或患处，约距离皮肤2～3厘米处进行熏烤，使患者局部有温热感而无灼痛为宜。一般每穴灸10～15分钟，至皮肤红晕为度。

2. 雀啄灸

是指将艾条的一端点燃，对准应灸的穴位或患处按下去，患者感到烫了再收回来，不烫了再按下去，烫了再收回来，像麻雀在啄米一样的一种灸法。有一部分人喜欢这种方法，它的刺激强度稍微大一点。

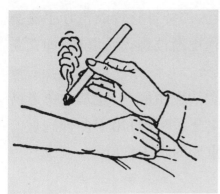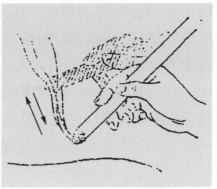

温和灸 ▲　　　　　　　　　　　雀啄灸 ▲

3. 回旋灸

是指将燃着的艾条在病痛、酸痛、隐痛等穴区上方作往复回旋地移动的一种悬起灸法。

4. 实按灸

是指先用布放在穴位或皮肤部位上面，再把艾条点燃，然后将艾条燃烧的一端按在布上面进行施灸，使热气透入皮肉，待火灭热减后再重新点火按灸的一种灸法。每穴可按灸几次至几十次。明代《寿域神方》卷三记载："用纸实卷艾，以纸隔之，点穴于隔纸上，用力实按之，待腹内觉热、汗出，即差。"这种刺激强度比较强，一般用来治疗一些顽固性疾病，比如麻木、疼痛、风湿痹证等，在临床上用的相对少一些，除了在医院使用，家里不提倡使用。

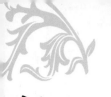

太乙神针是实按灸的一种，它不属于针。它是把艾绒加上某些药物，其中有些是麝香，再卷起来制成艾条，将患者的穴位或部位隔几层布，一般是6～8层布，再将艾条点燃，然后对准患者的穴位或部位按在上面，这个时候患者会感到烫，但是烫的同时会感到热力向深层次渗透，由于空气的隔绝会使燃烧的一头艾条自然熄灭，最后将布取下，整个操作方法就叫太乙神针。由于太乙神针这样的治疗手法会给患者带来一定的痛苦，在近代逐渐被悬灸所取代，即艾条与患者穴位或部位有一定的距离。

在各种灸法中，以艾条悬灸法应用最广，也最为患者所接受，因为它操作方便，十分安全，不仅可用于多种病症的治疗，而且对现代保健也有着重要的临床价值。

老年人常用的艾灸穴位

关元、命门、足三里、中脘是老年人的四大艾灸养生要穴，具有补益肾气、健脾和胃、促进脾肾运化的作用。

以上穴位均是顾护阳气、强壮保健要穴，每天艾灸1次，每穴20分钟，能调整和提高人体免疫机能，增强人的抗病能力。扶养一身正气，使正气不绝，脾土肥沃，肾水充盈，从而延年益寿。

关元穴

此穴是体内阳气所在之地，更是精气化生之所。关元穴是小肠的募穴，为男子藏精、女子蓄血之处，是足太阴脾经、足厥阴肝经、足少阴肾经与任脉的交会穴，故统治足三阴、小肠、任脉诸经病。具有补肾壮阳、温通经络、理气和血、补虚益损，壮一身之元气等作用，古今都作为保健的要穴。

关元穴在下腹部，身体的正中线上，脐下3寸。采用仰卧的姿势，将手四指并拢，置于脐下横量，在手小指的下缘处即是该穴。

关元穴的温和灸法：将艾条的一端点燃后，对准关元穴熏灸，艾条距离皮肤2～3厘米，使局部有温热感不灼痛为宜，每次灸15～30分钟，灸至局部皮肤产生红晕为度。

命门穴

命门穴，其气与肾通，是生命之根本，是维护生命的门户。在第2腰椎下与脐相对，也就是腰部的两肾之间。肾是人的先天之本，人体当中最重要的物质基础——精，便藏在肾当中。肾精是否充足，直接决定着人体是不是健康。

如何补益肾精？取一定量的附子，切成细末，用黄酒调成约0.8厘米厚的饼，中间用针刺出一些小孔，然后放在命门穴，用艾炷来灸，每次灸5分钟，每个月灸2次或3次便可。可以缓解很多阳虚的症状，如手脚冰凉、老年人关节怕冷、男性尿频尿急等。若平时感到有些不舒服，但没有特定症状者，也可以时常用手掌心去按摩命门，按摩至发热即可。

经常艾灸命门穴，能强肾固体、温肾助阳、固肾气、强腰膝，能推动整个机体的气血循环运行。

足三里穴

足三里在膝眼下3寸外一横指处，为足阳明胃经之合穴，是五输穴之一，胃经的下合穴。"脾胃为后天之本"，调补足三里，实则培补后天，是养生保健的第一要穴。我国古

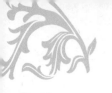

代有很多灸足三里养生保健的记载。《医说》指出："若要安,三里莫要干。"意思是说若要保持身体的健康平安,应常灸足三里穴。古人还有"每月必有十日灸足三里穴,寿至二百余岁"之说。明确提出无病之人,长灸足三里可以延年益寿,故称为长寿之灸,特别适合老年人保健之用。本穴具有补益脾胃、扶正培元、调和气血、祛邪防病的功效。

中脘穴

中脘为任脉之穴,在脐上4寸处。《难经》云："中焦者,在胃中脘,不上不下主腐熟水谷。"六腑与五脏互为表里,胃为五脏六腑之海,故古人云："得胃气者生,失胃气者死。"道家亦讲："百谷之实土地精。"说明人赖百谷以养其身,凡养生调病者,当首应调和胃气,胃气调则生。中脘穴为腑会穴,同时又是胃的募穴,因此对于六腑的功能均有调节作用,尤其是对于胃的各种疾病具有良效,以治疗消化系统为主,如胃痛、腹痛、腹胀、呕吐、反胃、食不化、肠鸣、泄泻、便秘、便血,现在常说的胃炎、胃溃疡、十二指肠球部溃疡等脾胃之疾无所不疗。如有脾胃不好的老年朋友,灸中脘穴是不错的选择。

灸法的作用

温经通络　祛寒除邪

中医认为有六种邪气容易侵犯人体导致疾病的产生,其中寒邪侵犯后人体会有经脉阻滞的表现,经脉阻滞后容易导致气血不流畅,进而会有疼痛的产生。

艾灸有很好的温热作用,能促进气血的流畅,采用艾灸后可以祛除寒邪,使原来不通的经脉得到疏通,因此疼痛的症状就得到缓解,甚至消失。临床上可用来治疗寒邪引起的关节疼痛和胃痛、腹痛、泄泻等。

辅助阳气　补益正气

大病、久病之后,容易导致人体阳气不足,出现少气懒言、畏寒怕冷、气短、遗尿、月经不调、脸色黄白或微黄等症状,这时候用艾灸进行治疗效果比较理想。灸法有较好的提升人体阳气的作用,阳气提升后正气也得到增长,临床上多用于脱证、中气不足及阳气下陷引起的遗尿、脱肛、子宫下垂、月经不调等。

活血化瘀　消瘀散结

瘀结指的是人体内不正常的水液或者血液停留在某一部位。比如急性乳腺炎、疮疡初起、淋巴结核等用灸法来治疗能取得比较好的效果。

预防疾病　保持健康

"正气存内,邪不可干",意思是人体正气旺盛,邪气就不能侵犯。灸法可以很好地激发人体正气,增强抗病能力,使人精力充沛,延年益寿。

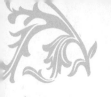

刮 痧

　　刮痧保健疗法很早前便被人们所知晓。很多人有这种亲身经历，小时候感冒发热后，阿姨妈妈们用硬币等刮在皮肤上，刮完后身体上会出现红红的印记，随即体温下降，身体康复。那么，刮痧究竟是一种什么疗法？为什么能起到这么好的作用呢？

　　刮痧疗法是以中医经络腧穴理论为指导，用刮痧板、汤匙、铜钱、硬币等边缘钝圆形器具，蘸刮痧油、食油、药酒或清水等介质在体表部位相应的经络腧穴进行反复刮拭、摩擦，使皮肤表面出现"痧"样变化（或潮红，或呈红色粟粒状，或现紫红色、暗红色），用以治疗有关疾病的方法。刮痧疗法具有疏通经络、调节脏腑、改善微循环、增强局部组织新陈代谢、增强机体免疫力、消炎和抗氧化作用，是一种具有中医特色的非药物外治疗法，是中医临床特色技能。它具有操作简单、费用低廉、疗效显著、无不良反应、易于被广大患者接受等优点。近年来，刮痧被广泛应用于内、外、妇、儿等多科疾病的治疗以及美容保健中，并取得较好疗效。

刮痧之老年保健

刮痧保健是老年人保健的有效方法，它可以减缓衰老进程，增强器官活力，健全机体，延长人的自然寿命。

刮痧保健疗法属非药物疗法。刮拭刺激体表各局部器官的全息穴区和经络穴区，激发经气，对经络进行整体双向性的良性调整，促进机体产生一系列的生化效应。经络功能低下、亢进、紊乱经刮痧法治疗后均可恢复为正常状态。刮痧法对机体的各个系统、各个器官几乎都能发挥这种多方面、多环节、多途径的调整作用，老年人的常见病、多发病，如高血压、高血脂、糖尿病、冠心病、脑血栓等都属于慢性或退行性病变，它们都有一个缓慢、渐进的过程。

人体生命过程中，不断产生代谢产物，又及时将其排出体外，而代谢产物蓄积的过程就是疾病由萌芽到形成、由量变到质变的过程。在这一过程中，自觉症状不明显，或只表现出精力减退、易于疲劳，但稍事休息即可缓解。此时，用现代医学的检测手段还查不出典型的阳性体征，尚不能做出疾病的诊断，未能引起注意与警惕，从而延误了早期治疗的时机，给身体健康埋下了许多隐患。如果在这时采用刮痧保健疗法进行刮拭，相应的区域就会出痧，根据"痧"的形态特点和阳性反应的状态，在疾病的潜伏期或前驱期，即能对病位、病因、病性、病程进行宏观地、粗浅地分析和判断，从而发现体质的弱点及潜伏的病变。这种超前诊断或早期诊断的疗法，为预防保健乃至治疗提供了明确方向，使其更具有针对性，有重要的实用价值，而且不需借助任何仪器，其诊断、保健和治疗可同步完成。刮拭出痧的过

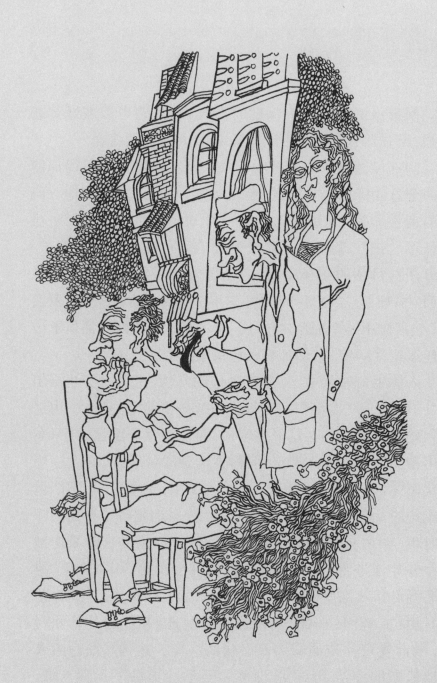

程，既是诊断的过程，也是保健治疗的过程，诊断结果出来，保健或治疗也相应结束。

循经刮痧疗法

循经刮痧疗法是以中医经络为基础，以"穴-经-部"理论为指导，辨证施术，最大限度地提高刮痧治疗效果。

"循经刮痧疗法"是在中医经络理论指导下，遵循经脉运行和病变机理，在古人刮痧基础上进行更广泛治疗的一种内病外治方法。治病机理正如《素问·皮部论》所说："凡十二经脉者，皮之部也，是故百病之始生也，必先于皮毛。"现代研究也证明，按经络的循行路线进行刮拭能促进血液循环，加速疼痛部位致痛物质的代谢，以提高疗效。

十二皮部与脏腑、经络密切相关，采用刮痧疗法，激发和调节经络、脏腑功能，以疏通经络、调和气血，促使人体恢复健康，从而达到防病治病的目的。中医学认为，刮痧疗法可扩张毛细血管，增加汗腺分泌、排泄，促进淋巴液、组织间液的循环，增加组织细胞供氧，解除肌肉痉挛和疼痛，促进细胞再生和活化，加强新陈代谢。同时也通过内脏-体表通路，调节内脏功能，改善人体的呼吸、消化、循环、神经、内分泌等系统功能。另外，直接刺激表皮末梢神经，增强其传导和敏感反应，从而加强了人体防御机能和抗病能力。"部"，不仅仅是指疼痛的表面区域，而且要围绕神经支配区域和感传方向进行刮拭。神经纤维是沟通"体表-脏腑"联系的重要途径。刮痧时要通过观察，判断疼痛区域的神经支配或者上一级神经元支配的体表区域，对其重点刮拭。通过刮拭脊神经相应

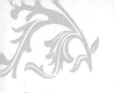

的躯体神经和内脏神经循行部位，达到使内脏病变和体表牵涉的疼痛区域标本兼治。如便秘，除腹部相关的穴位以外，更要刮拭背腰部脊柱两侧相应的部位，因为大肠蠕动和排便反射主要是由这个部位脊髓节段的神经支配。

总之，运用循经刮痧法治病，既要刮拭穴位，又要刮拭经络以及相关部位，不能单纯头痛刮头，脚痛刮脚，要做到穴、经、部的结合，参考经络和血液循行的方向进行刮拭，同时顾及相关神经支配区域，将刮痧技术和现代科学结合、局部重点刮拭和整体调节相结合。循经刮痧疗法以中医经络为基础，以"穴-经-部"理论为指导，有较为完整的运板技巧，具"新""奇""特"的优点，明显提高刮痧的有效性、安全性，疗效独特。循经刮痧疗法在适宜病种上，有内、外、妇、儿等科近400种病证，并涉及消除疲劳、减肥、养颜养容等美容养生保健领域。

手 法 操 作

常用刮痧手法

1. 按力量大小分类

（1）轻刮法

刮痧时刮痧板接触皮肤下压刮拭的力量小，被刮者无疼痛及其他不适感觉。轻刮后皮肤仅出现微红，无瘀斑。此法宜用于老年体弱者以及辨证属于虚证的患者。

（2）重刮法

刮痧时刮痧板接触皮肤下压刮拭的力量较大，以患者能承受为度。此法宜用于腰背部脊柱双侧、下肢软组织较丰富处、青壮年体质较强者以及辨证属于实证、热证的患者。

2. 按移动速度分类

（1）快刮法

刮拭的频率在30次/分以上。此法宜用于体质强壮者，主要用于刮拭背部、四肢以及辨证属于急性、外感病证的患者。

（2）慢刮法

刮拭的频率在30次/分以内。此法宜用于体质虚弱者，主要用于刮拭头面部、胸部、腹部、下肢内侧等部位以及辨证属于慢性、体虚内伤病证的患者。

（3）颤刮法

用刮痧板的边角与体表接触，向下按压，并做快速有节奏的颤动，100次/分以上，或在颤动时逐渐移动刮痧板。此法宜用于痉挛性疼痛的病证，如胁痛、胃痛、小腹痛和小腿抽筋等。

3. 按刮拭方向分类

（1）直线刮法

又称直板刮法。用刮痧板在人体体表进行一定长度的直线刮拭。此法宜用于身体比较平坦的部位，如背部、胸腹部、四肢部位。

（2）弧线刮法

刮拭方向呈弧线形，刮拭后体表出现弧线形的痧痕，操作时刮痧方向多循肌肉走行或骨骼结构特点而定。此法宜用于胸背部肋间隙、肩关节和膝关节周围等部位。

（3）逆刮法

指与常规的刮拭方向相反，从远心端开始向近心端方向刮拭。此法宜用于下肢静脉曲张、下肢水肿患者或按常

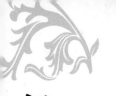
规方向刮痧效果不理想的部位。

（4）旋转法

刮痧时做有规律的顺、逆时针方向旋转刮拭，力量适中，不快不慢，有节奏感。此法宜用于腹部肚脐周围、女性乳房周围和膝关节髌骨周围。

（5）推刮法

刮痧时，刮拭的方向与术者站立位置的方向相反。如术者在患者的右侧前方，刮拭患者左侧颈肩部时，宜采用此法。

4. 按刮痧板接触体表部位分类

（1）摩擦法

将刮痧板与皮肤直接紧贴，或隔衣物进行有规律的旋转移动，或直线式往返移动，使皮肤产生热感。此法宜用于麻木、发凉或绵绵隐痛的部位，如肩胛内侧、腰部和腹部；也可用于刮痧前，使患者放松。

（2）梳刮法

使用刮痧板或刮痧梳从前额发际处及双侧太阳穴处向后发际处做有规律的单方向刮拭，刮痧板或刮痧梳与头皮呈45度角，动作宜轻柔和缓，如梳头状，故名梳刮法。此法宜用于头痛、头晕、疲劳、失眠和精神紧张等病证。

（3）点压法

又称点穴手法。用刮痧板的边角直接点压穴位，力量逐渐加重，以患者能承受为度，保持数秒后快速抬起，重复操作5～10次。此法宜用于肌肉丰满处的穴位，或刮痧力量不能深达，或不宜直接刮拭的骨骼关节凹陷部位，如环跳、委中、犊鼻、水沟和背部脊柱棘突之间等。

（4）按揉法

刮痧板在体表经络穴位处作点压按揉，点下后做往返来回或顺逆旋转。操作时刮痧板应紧贴皮肤而不移动，每分钟按揉50～100次。此法宜用于太阳、曲池、足三里、内关、太冲、涌泉、三阴交等穴位。

（5）角刮法

使用角形刮痧板或使刮痧板的棱角接触皮肤，与体表呈45度角，自上而下或由里向外刮拭。手法要灵活，不宜生硬，避免用力过猛而损伤皮肤。此法宜用于四肢关节、脊柱双侧经筋部位、骨突周围、肩部穴位，如风池、内关、合谷、中府等。

（6）边刮法

将刮痧板的长条棱边与体表接触呈45度角进行刮拭。此法宜用于对大面积部位的刮拭，如腹部、背部和下肢等。

刮痧特殊手法

1. 弹拨法

用刮痧板的边角在人体肌腱、经筋附着处或特定的穴位处，利用腕力进行有规律的点压、按揉，并迅速向外弹拨，状如弹拨琴弦，故名弹拨法。操作时手法轻柔，力量适中，速度较快，每个部位宜弹拨3～5次。此法宜用于治疗骨关节、韧带等处的疼痛。

2. 拍打法

又称击打法、叩击法。握住刮痧板一端，利用腕力或肘部关节活动，使刮痧板另一端平面在体表上进行有规律的击打，速度均匀，力度和缓。此法宜用于腰背部、前臂、腘窝及其以下部位。

3. 双刮法

又称双板刮痧法。双手各握一板，在同一部位双手交替刮拭，或同时刮拭两个部位。双手均匀用力，平稳操作。

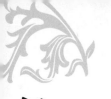
此法宜用于脊柱双侧和双下肢。

4. 揪痧法

又称扯痧法、挤痧法。五指屈曲，用示指、中指的第二指节或示指、大拇指夹持施术部位，把皮肤与肌肉揪起，或撕扯特定部位，迅速用力向外滑动再松开，一揪一放，直到皮肤出现紫红色或瘀点。此法宜用于头面部的印堂、颈部天突和背部夹脊穴等部位。

5. 挑痧法

又称放痧法。刮痧后，皮肤上出现明显凸起的瘀斑、痧疱或青紫肿块，用酒精棉球消毒后，用三棱针或一次性采血针头，紧贴皮肤平刺，放出瘀血少许，使瘀血、邪毒得泻。术后用碘伏消毒，并用胶布或创可贴加压固定。此法宜用于腘窝、太阳穴等处的浅表静脉扩张之瘀血，也可用于中暑、急性腰扭伤、下肢静脉曲张等病证。

注 意 事 项

室内保暖

诊室应安静、清洁、空气流通，刮痧治疗时应注意室内保暖，尤以冬季更应避风寒，即使夏季亦应避免用风扇直接吹被刮部位，更不可在空调出风口处进行刮治，以免风寒之邪侵袭而加重病情。刮痧后应稍事休息，有汗者应擦干后方可离开诊室，刮痧治疗后1～2小时内不能洗冷水澡。

注意消毒

刮治时患者应充分暴露被刮部位，并事先做好皮肤清洁工作；临诊前应备好刮痧工具，特别要注意消毒工作，防止交叉感染，最好遵守一人一板制。如无条件，每刮一人后必须将刮板清洁消毒后方可再用。

防止晕刮

不可在过饥、过饱、过度紧张、过度疲劳、剧烈活动后、酒后等情况下进行刮痧治疗，以免发生晕刮。

补充水分

刮治完毕后，嘱患者喝一杯温开水，以补充体液，促进机体气血运行和代谢，以利代谢物排出，增强刮痧效果。

不强求出痧

刮痧运板要求轻灵、柔和、有序，不可忽轻忽重，密切注意患者感受和反应而随时调整板压，见痧即止。尤其是糖尿病、下肢静脉曲张严重、血小板减少者，一般采取轻柔运板法施刮，不强求出痧，以免伤及肌肤。

禁忌证及禁刮部位

有出血倾向的疾病，忌用或慎用刮痧治疗，如血小板减少性疾病、白血病等。

凡危重病证，如急性传染病、心脏病等，应立即住院观察治疗，不宜行刮痧治疗。

新发生的骨折患部不宜刮痧。需待骨折愈合后方可在患部刮疗。外科手术处亦应在两个月以后方可局部刮痧。

传染性皮肤病如疖肿、痈疮、瘢痕、溃烂不宜刮痧；传染性皮肤病及皮肤不明原因的包块、皮肤出血等，不宜直接

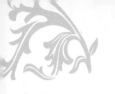

在病灶部位刮拭。

对刮痧恐惧或过敏者,忌用本法。

孕妇、妇女经期,禁刮下腹部及三阴交、合谷等穴位。

口、眼、鼻、耳、前后二阴、脐孔处禁刮;小儿囟门未闭者禁刮。

特殊情况及处理

经刮痧治疗后,皮肤表面出现痧痕(红、紫、黑斑、黑疱等),临床称之为"出痧",是一种正常的刮痧治疗效应,数天后可自行消退,不需作特殊处理。刮痧后1～2天出现被刮部位肌肤有轻微的疼痛、发痒、虫行感、皮肤表面发热或出现风疹样变化等情况,均属正常现象。刮痧疗法虽安全有效,无不良反应,但如果手法运用不当,患者体位不适,或者精神过于紧张也可出现一些异常情况,如晕刮现象,或刮治后出现极度疲劳等。

晕刮

【临床表现】

患者在刮痧治疗过程中,发生头晕、目眩、心慌、胸闷气短、汗出、面色苍白、四肢发冷、恶心欲吐,或神昏仆倒等。

【发生原因】

患者过于紧张、怕痛,或体质过于虚弱;过饥、过度疲劳、大汗后;选取的体位不适而坚持过久;术者运板手法过重,出痧过多且敏感部位选取过多;术者未注意医患双方交流等。

【处理方法】

一旦发生晕刮先兆或晕刮,应立即止刮。速将患者平卧,取头低足稍高位,静卧片刻,给饮温开水,并应注意保暖。对经上述处理仍未见好转的重症晕刮者,术者速取刮板厚角点按其水沟(向鼻部点按)、内关、百会、足三里(泻法),任选一两个穴,或挑刮涌泉穴即可使患者神志恢复正常,令其休息片刻再离开诊室。必要时应配合其他措施。

【预防措施】

首先明确诊断、适应证,并注意患者体质、精神状况、对刮痧的了解程度以及对刮痧的耐受程度。选择正确体位,以舒适、放松且能持久接受刮治的体位,宜以卧位为好。对初次接受刮痧治疗而又精神紧张者应先做好解释工作,消除患者思想顾虑,首诊运板宜轻,选穴、经、部宜少,刮治时间宜短。对饥饿、大汗后、过度疲劳者,宜待其恢复体力后方可刮治。保持诊室空气流通和环境安静。术者在治疗过程中精神应高度集中,随时观察患者变化,询问患者感受,防止晕刮。

疼痛

【临床表现】

患者经刮痧治疗后,特别是初次接受刮痧治疗的患者,局部皮肤出现疼痛、肿胀、麻木等不适的感觉,此现象夜间尤甚。用手按压时疼痛加重,少数患者会有虫行感、冒冷气或热气等感觉。

【发生原因】

运板技术不熟练;局部刮拭时间过长;刮拭手法过重。

【处理方法】

一般不做特别处理,1～2天后此种症状即可自行消

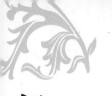
退。若疼痛较为剧烈,可在局部施行轻柔的摩法,无皮下出血者,亦可配合湿热敷,但亦应警惕有无其他症状。

【预防措施】

对初次接受刮痧治疗者,应注意选"穴—经—部"少而精,刮治时间不宜过长,手法不宜过重,宜以轻柔手法刮治,特别是某些部位(如血海、阴陵泉等)刮拭时间不可过长。

瘀斑

【临床表现】

患者在接受刮痧治疗中及治疗后,其治疗部位出现皮下出血;局部皮肤肿起,并出现青紫、紫癜及瘀斑现象,极个别见小血管破裂而肿起。一般出现在下肢为多见。

【发生原因】

患者第一次接受刮痧,施术者刮拭手法过重,时间过长;老年人毛细血管脆性增加;血液病患者,如血小板减少者。

【处理方法】

局部小瘀斑,一般不做处理。局部青紫严重,面积大可先止血冷敷,待出血停止后再做局部摩法。同时配合湿热敷以消肿止痛,促进局部瘀血消散、吸收,此时应特别注意消毒,切不可弄破皮肤。

【预防措施】

若非必要禁用泻法刮拭。凡年老、幼儿、妇女以及阴经循行部位(如血海、三阴交等穴)施刮应采用轻柔手法,特别是在骨骼凸起部位刮拭手法不宜太重。急性软组织扭挫伤患者不要急于刮痧治疗,一般在皮下出血停止24小时后方可配合轻手法刮治,同时应注意密切观察,加强医患交流。

拔 罐

拔罐疗法是祖国传统医学中治疗疾病的方法之一，利用各种罐具，如竹罐、陶罐、玻璃罐等，用一定的方法造成罐内负压，使罐具牢固地吸附在人体施治部位或穴位上，造成充血或瘀血现象，以此来治疗疾病的一种中医外治法。

常见拔罐器具的种类

竹罐

竹罐系选用坚实成熟的老竹子制作。按竹节截断，一端留节作底，一端去节作口，中间略粗，两端略细形，形如腰鼓的圆形竹筒。口底要平，四周要光。可制成不同大小规格的竹罐。日久不用可致竹罐过于干燥，甚至破裂，容易漏气。在使用前，先用温水浸泡几分钟，可使竹罐质地紧密，不易漏气。竹罐的特点是轻便价廉，不易破碎，且取材方

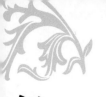
便,可用中药煎煮后制成药罐用。缺点是干燥后容易裂口漏气,不透明,不易观察皮肤的变化。

玻璃罐

玻璃罐由玻璃制成,一般分大、中、小三个型号,其外形如球状,口平底圆,口小肚大。优点是罐口光滑,适合走罐,质地透明,使用时可以窥测罐内皮肤的瘀血程度及出血情况,便于掌握时间和刺激量。缺点是容易破碎。

抽气罐

抽气罐是一种特别的罐具,其用不同规格的安瓿或有机玻璃式透明工程塑料制成。如用安瓿,则将瓶底切去磨平,切口须光滑,瓶口的橡皮塞须保留完整,治疗时用注射器将罐内空气抽出形成负压,吸拔于所选择的病变部位。如用有机玻璃式透明工程塑料做成负压罐,在罐尾式罐旁有一个特别的活塞,它可将罐内的空气抽出,使罐内产生负压,达到治疗疾病的目的。其优点是使用方便,不用点火,不会烫伤,使用安全,方便简单。缺点是无温热感,不能行走罐。

常用的拔罐方法

火罐法

1. 闪火法

一只手用镊子或止血钳夹着酒精棉球,另一只手握住罐体,罐口朝下,将酒精棉球点燃后,迅速伸入罐内至罐体底部并马上抽出,然后迅速将罐体扣在施治穴位或部位,以使罐内形成负压即可吸附于皮肤。本法优点是不易造成烫伤,适用于各种体位拔罐。

2. 投火法

投火法是民间常用的一种拔罐方法,是将酒精棉球或纸片点燃后,投入罐内,然后迅速将火罐扣在要拔部位。此法适用于身体的侧面,使罐体横置,以免棉球或纸片掉在皮肤上造成烫伤。

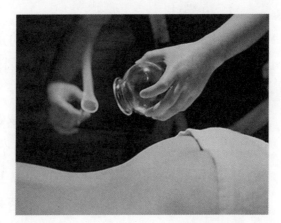

投火法 ▲

煮罐法

该法多用竹罐操作。方法是将罐置于沸水或配制的中药液中煮3~5分钟,用镊子将罐颠倒挟出,用干毛巾擦去罐口热水后就迅速扣罐于施术部位。

抽气罐法

抽气罐,只需抽拉其配套的真空抽气枪排气即可,软组织凸起0.5~1.5厘米为度(根据部位、病情、患者体质而定)。

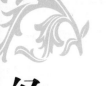

常用的治疗罐法

根据拔罐数的多少分类

1. 单罐法

适用于病变范围小、症状局限的部位（常有压痛点）及穴位。宜选用口径稍大于病变范围的罐子。

2. 多罐法

适宜于病变范围广或有多个敏感点、病变处肌肉较丰厚的部位，可根据解剖或经络走向拔两个至十多个罐。如坐骨神经痛，可在沿神经走向的多个穴位上拔；其他病则可辨证选用多个穴位。若罐数多而排列紧密（罐距小于3厘米），多用于身强力壮、症状明显的患者；若排列较稀疏（罐距大于7厘米），则适于体质弱或症状模糊、反应不剧烈的患者。

根据拔罐方式的不同分类

1. 单纯罐法

指拔罐区内不配合其他刺激，而单纯施以拔罐的疗法。常用方法有闪罐法、走罐法、留罐法。

（1）闪罐法

是以闪火法使罐吸附于皮肤后，又立即提拉罐子使其脱开。如此反复操作，直至皮肤发红发热。闪罐法适用于外感风寒、肌肉痿软、皮肤麻木、中风后遗症或虚弱病证等。由于此法不会在皮肤上留下瘀斑，故也适合于面部使用。

（2）走罐法

操作前，先在罐口或吸拔部位上涂一层润滑剂，如液体状石蜡、凡士林，或根据病情选用风油精、红花油、风湿油等，以利滑动。先将罐吸拔于皮肤上，再以手握住罐底，稍倾斜罐体，或着力于后半边向前推，或着力于前半边向后拉，也可作环形旋转运动。这样反复数次，至皮肤潮红、深红或起"痧"为止。该法对于急性热病或深部组织气血瘀滞之疼痛、肌肉萎缩、神经痛、风湿痹痛等很有效。应注意选用罐口较大、壁较厚而且光滑的玻璃或有机玻璃罐；施术部位应面积宽大、肌肉丰厚，如胸背、腰部、腹部、大腿等。

（3）留罐法

指罐吸附于皮肤上留置5～20分钟。适用于大部分病证，是最常用的拔罐法。若吸力较强则应相应缩短留罐时间，在夏季或肌肉较薄处留罐时间也不宜过长；若需拔出瘀血则可适当延长留罐时间。最好不要拔破皮肤和起水泡。

2.结合罐法

是指在拔罐前后同时施以其他刺激法，以提高疗效的方法。

（1）针罐法

针刺特定穴位，在得气后再将罐吸拔于局部并将针体罩于罐内。也可在局部消毒后，用梅花针叩击至皮肤潮红或微渗血，再拔罐并留置5～10分钟，多用于麻木、瘫痪等病证；或用三棱针点刺出血后，立即拔罐吸出一定血量（不宜超过20毫升），取罐后再用消毒棉球止血，多用于热证、丹毒、扭伤瘀血等病。

（2）温罐法

指在留罐的同时加用红外线仪、神灯、频谱仪等照射或用艾条温灸罐周，也可先行灸法再拔罐。本法兼拔罐和热疗双重作用，传统艾灸还有温经散寒、疏经通络的功效。在

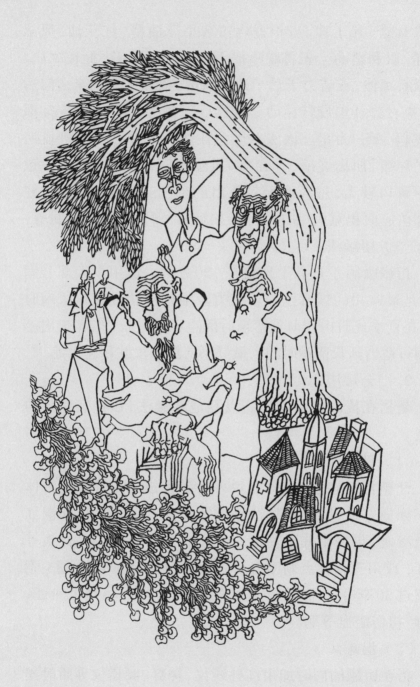

寒冷季节，或对患有虚寒、寒湿病证的人尤为适宜。

（3）刮痧罐法

指在施术部位涂润滑油，用水牛角刮板或汤勺等器具将皮肤刮红，至出现紫斑后再行拔罐。若病变范围较小，走罐和多罐受限制，采用先刮痧再拔罐的方法可补充走罐法的不足。

（4）按摩罐法

是将按摩与拔罐法相结合。两者可先后或同时进行，辨证合参，提高疗效。在拔罐之前施以点穴、揉按等法对于病情急、疼痛剧烈的病证以及软组织损伤、劳损等效果尤为显著。

拔罐疗法之老年保健

对于老年疾病，拔罐疗法治疗原理有三：其一为机械刺激作用。拔罐造成罐内负压，罐缘得以紧紧附着于皮肤表面，牵拉了神经肌肉，血管以及皮下的腺体，可引起一系列神经内分泌反应，调节血管舒缩功能和血管壁的通透性，从而改善局部血液循环；其二是负压效应。拔罐的负压作用使局部迅速充血，小毛细血管甚至破裂，红细胞破坏，发生溶血现象，红细胞中血红蛋白的释放对机体是一种良性刺激，可促进白细胞的吞噬作用，提高皮肤对外界变化的敏感性及耐受力，从而增强机体的免疫能力；其三是温热作用。拔罐局部的温热作用，不仅使血管扩张，血流量增加，而且可增强血管壁的通透性和细胞的吞噬能力，拔罐可加速血液循环，促进新陈代谢，及时清除代谢产物，直接改善局部的内环境，减少或消除致痛物质的刺激作用，从而使痉挛缓解，疼痛减轻。

适应证和禁忌证

适应证

拔罐疗法的适应证十分广泛,临床各科均可应用。

内科:感冒,气管炎,哮喘,腹泻,便秘,胃肠炎,胆囊炎,消化不良,肾炎,头痛,高血压,三叉神经痛,冠心病,神经衰弱,更年期综合征等。

外科:胃肠痉挛,泌尿系结石,颈、肩、腰腿痛,肌肉痛,落枕,肩周炎等。

妇科:痛经,月经不调,带下病,盆腔炎,功能性子宫出血,产后病等。

儿科:小儿百日咳,伤食,消化不良,遗尿等。

皮肤及五官科:痤疮,荨麻疹,带状疱疹,神经性皮炎,皮肤瘙痒症,结膜炎,鼻炎,牙痛,口腔溃疡,咽炎等。

其他:拔罐疗法还可消除疲劳,恢复体力,养颜美容等。

禁忌证

精神紧张、抽搐不合作者;皮肤局部溃烂或高度过敏、全身消瘦以致皮肤失去弹性、全身严重水肿者;有出血倾向疾病(如血友病、血小板减少、白血病)者;妊娠妇女腹部、腰骶部及三阴交、合谷、昆仑等穴;局部有疝疾史(如脐疝、腹壁疝、腹股沟疝等)、静脉曲张、癌肿等;急性骨关节软组织损伤,局部忌用拔罐;面部及儿童忌用重手法。

注 意 事 项

应选择卫生干净的环境,避风寒。若患者是在过饥、过饱、酒后、十分疲劳的情况下,应调整饮食,休息后再拔罐。

拔罐时,患者要取舒适并能充分暴露局部的体位。根据病情需要和部位选择不同口径的罐具,以免吸拔时漏气脱落。留罐过程中,要求患者基本不动或活动范围不能大。

若拔罐数目多,则罐具间的距离不宜太近,以免牵扯皮肤引起疼痛或因互相挤压而脱落。

拔罐时和留罐中要注意观察患者的反应和罐内的变化情况,若发现患者有不适感应立即取罐,一般片刻即可恢复;重者可让患者平卧,保暖并饮热开水或糖水,还可揉按内关、合谷、太阳、足三里等穴。

起罐时,一手持罐底稍用力倾斜,另一手示指或拇指轻压欲拉起的罐口边缘的皮肤,使空气进入罐内,罐体即可脱落。操作时宜轻缓以减少疼痛,切忌硬拉扯或旋扭罐体。

若因留罐时间过长等原因出现烫伤,须注意局部保持洁净,小水泡可任其自行吸收;若水泡较大或皮肤破损,则可用消毒细针挑破水泡,放出液体,再涂上龙胆紫即可。

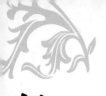

▦ 耳 穴

运用耳穴按摩法保健养生，辅助治疗疾病的方法起源于中国，古今医学著作中已有不少记载。

耳穴是耳郭表面与人体脏腑经络、组织器官、四肢百骸相互沟通的部位，既是疾病反应点，又是疾病治疗点。治疗手段简单，取材容易，经济价廉，便于携带，疗效确切，尤其对老年人的一些慢性病症，疗效较为卓著，而且具有安全、无痛苦、无不良反应等优点，易于推广应用。

耳穴压丸操作方法

先用75%酒精对耳部皮肤进行消毒，再用干棉球擦干，然后在耳郭前面从耳垂到耳尖部从下到上，耳郭背面从耳尖到耳垂部从上到下反复按摩3～5次，再用镊子夹起中间粘有压物的小方胶布，放在选定的穴位，并粘牢压紧。在各个穴位贴压完后就可以按压，直到耳郭发热变红。

对压法是把拇、示二指分别放在耳郭内外两边，夹持压物，先做左右圆形移动，找到敏感点后用一压一放式按压法，反复对压，每个穴位持续按压半分钟左右。为了节约时间，可以把相近的多个穴位同时按压。这种方法刺激强烈，适用于急性病和体质比较壮实者。

直压法是用指尖（多用示指）垂直按压药籽，直到患者有疼痛的感觉，持续按压20～30秒，停几分钟后重复按压，每个穴位按压4～6次。这种方法刺激也较强，适用于急性病和体质壮实者。

点压法和直压法相同，但用力比较轻，而且以一压一松的间断按压法，每次间隔约0.5秒，以患者略感胀痛为宜，每次按压1分钟。本法为弱刺激，适用于慢性病及体质差者。

按摩法是用指腹轻轻按压穴丸，并向顺时针方向带动穴位皮肤旋转，以患者感胀重略痛为度。每次按压30～60秒。这种方法刺激最轻，适用于久病体虚、年老衰弱者。

耳穴之老年保健

中医认为，耳朵上的穴位通过经络与人体五脏六腑、四肢百骸密切相连；现代研究发现，耳朵有着非常丰富的神经，这些神经的末梢构成非常密集的感受器，能敏感接受刺激信息。神经起传导作用，将治疗信息传递到相应部位，体液参与调节，使各项功能恢复平衡，从而达到对老年人治疗与保健的目的。

辅助治疗

通过对相关耳穴进行有效的刺激，可以对一些老年人

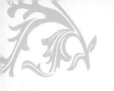

急慢性疾病起到治疗或辅助治疗的作用。

预防病邪

按摩耳穴具有补肾强身扶正固本，提高免疫功能和抗病能力，从而使病邪无隙可乘，患病减少。

保健抗衰

按摩耳穴可以激发经气、扶正祛邪、调整阴阳、泻有余而补不足，并有调节脏腑功能、保持细胞内环境的平衡和稳定，从而大大地延缓了衰老的进程，并具有健脑、明目、补肾、健脾、聪耳、利咽等功效。

调节机体

按摩耳穴总体可以调节机体各项代谢功能，调节内分泌系统，调节植物神经功能，以及祖国医学认为的调整脏腑功能，调节阴阳平衡及气血平衡，而达到使老年人健康的目的。

适应证与禁忌证

适应证

1. 各种疼痛性疾病

耳穴疗法的最大特点是止痛，对外伤性疼痛、手术后疼痛、炎症性疼痛、神经性疼痛、肿瘤性疼痛均有显著的疗效。

2. 各种炎症性疾病

对急性结膜炎、中耳炎、牙周炎、咽喉炎、气管炎、肠炎、盆腔炎、风湿性关节炎、面神经炎等有一定的消炎止痛功效。

3. 一些功能紊乱性疾病

对眩晕、心律不齐、高血压、多汗症、肠功能紊乱、月经不调、遗尿、神经衰弱、癔症等具有良性调整作用，能促进病症的缓解和痊愈。

4. 过敏与变态反应性疾病

对过敏性鼻炎、哮喘、过敏性结肠炎、荨麻疹等病，能消炎、脱敏，改善免疫功能。

5. 内分泌代谢性疾病

对单纯性甲状腺肿、甲状腺功能亢进、绝经前后综合征等，耳针有改善症状、减少药量等辅助治疗作用。

6. 各种慢性疾病

对腰腿痛、肩周炎、消化不良、肢体麻木等，耳针可以改善症状，减轻痛苦。

此外，耳穴还可用于针刺麻醉（耳针麻醉）；也可用于产科方面，如催产、催乳；也能用于预防感冒、晕车、晕船以及预防和处理输血、输液反应；还可用于戒烟、减肥、戒毒。

禁忌证

耳针比较安全，一般没有绝对的禁忌证，但要注意下列情况。

严重心脏病患者不宜使用；严重慢性疾病伴有高度贫血、血友病者，不宜针刺，可做耳穴贴压；孕妇怀孕6周至3个月期间不宜针刺；5个月后，需要治疗者可轻刺激；有习惯性流产者应忌用；外耳疾患，如溃疡、湿疹、冻疮破溃时，暂不宜针刺。

第六篇

经络调理

络通·病除

经络是人体最高的综合调控系统，是人体的信息网络，负责沟通机体内外上下，运行气、营养、传导、感应各种刺激，是人体的总调度。这张信息网上的信号结点就是各个穴位，这些穴位是经络之气输注于体表的部位，也是针刺、艾灸、刮痧、拔罐、耳穴等治疗疾病的主要部位。选择最佳的经脉、穴位进行治疗，同时也对相应脏腑器官起到很好的保健和治疗作用。针刺、艾灸、刮痧、拔罐等经络保健疗法以其疗效显著、简便易行、经济实用、无不良反应而流传至今，历久不衰。世界卫生组织认为，"医学的目的是发现和维护人体自身的自我健康能力"。古老的针刺、艾灸、刮痧、拔罐等经络保健疗法发展至今长盛不衰，正是因为它们是通过激活自身的调节能力、抗病能力而治疗疾病，没有任何不良反应，符合医学的根本目的。

现代人的很多疾病都是因为身处于各种污染的环境中，又缺乏体育活动，导致体内代谢废物积聚过多所致。尤其是老年人，身体的各项机能都处于衰退状态，更易导致各种疾病发生。而针刺、艾灸、刮痧、拔罐等经络保健疗法正是通过充分调动机体的自我防御系统，以出痧、开泄毛孔的特殊方式，排除掉各种病气，畅通经络，调节气血，净化体内环境，所谓"经络畅通，一身轻松"，经络通畅，机体自身的健康能力得以恢复，疾病自然就被击退了。针对老年人的常见疾病，本书总结了以下经络调理的方法，以供老年朋友参考。

内科病证

感　冒

感冒是因风邪或时行病毒侵袭人体所致的常见外感疾患，又称"伤风""冒寒"，临床以鼻塞、流涕、喷嚏、恶寒发热、头身疼痛为主要表现。本病全年均可发生，尤以冬春季多见。感冒分普通感冒和流行性感冒，后者病情重，往往呈流行性。老年人一般体质偏弱，感冒若不及时治疗，可发展为其他病，如气管炎、肺炎、心肌炎等。

【症状分型】

由于感受外邪、体质强弱的差异，临床常见风寒、风热两类证候，以及伴随夏季出现的暑湿感冒。

若恶寒重，发热轻或不发热，无汗，头痛，鼻痒喷嚏，鼻塞声重，痰涕清稀色白，肢体酸楚，舌苔薄白，脉浮或浮紧者，为风寒感冒，冬季多见。

若微恶风寒，发热较重，有汗，鼻塞黄涕，咳痰黏稠色

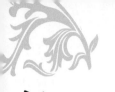

黄,咽喉肿痛,口渴欲饮,便秘,舌红,苔薄黄,脉浮数者,为风热感冒,春季多见。

若身热少汗,微恶风,肢体酸重,头昏胀痛,鼻流浊涕,心烦口渴,口中黏腻,胸闷呕恶,小便短赤,舌苔薄黄而腻,脉濡数者,为暑湿感冒,夏季多见。

【基本治疗】

刮痧治疗效果较好。

1. 风寒证

取穴:以督脉、足少阳胆经、足太阳膀胱经为主。

　　颈部:大椎　风池　风府

　　背腰部:风门　肺俞

　　胸部:中府

配穴:头痛、鼻塞流涕者,加前发际至印堂的督脉循行线。

运板技巧:先用直线轻刮法从枕骨粗隆下刮至大椎穴,即沿督脉循行的方向刮拭,可在大椎穴用点压法重点刮拭,刮拭力度可由轻到重,均匀用力,刮拭10～20次即可;再从后发际两侧凹陷处的风池穴向肩部方向刮拭,每侧刮拭20～30次为宜;风池穴可采用点压、按揉法。每侧从颈上一直刮至肩胛内侧膈俞穴以下,宜用直线刮法、重手法刮拭,每侧刮拭20～30次为宜;再轻柔运用刮痧的点压、按揉法作用于风门、肺俞穴;由内向外用弧线刮法刮拭胸部,每一部位刮拭20～30次为宜,中府穴用点法刮拭。

2. 风热证

取穴:以督脉、手阳明大肠经、足太阳膀胱经为主。

　　头颈部:风池　大椎

肩背部：风门　肺俞

上肢部：合谷　曲池　尺泽

运板技巧：先用直线轻刮法从枕骨粗隆下刮至大椎穴，即沿督脉循行的方向刮拭，可在大椎穴用点压法重点刮拭，刮拭力度可由轻到重，均匀用力，刮拭10～20次即可；再从后发际两侧凹陷处的风池穴向肩部方向刮拭，每侧刮拭20～30次为宜；风池穴可采用点压、按揉法。每侧从颈上一直刮至肩胛内侧膈俞穴以下，宜用直线刮法、重手法刮拭，每侧刮拭20～30次为宜；再轻柔运用刮痧的点压、按揉法作用于风门、肺俞穴。然后刮拭循行于手臂外侧上缘的大肠经和内侧上缘的肺经，由上向下从曲池穴刮拭至合谷穴和尺泽穴至经渠穴，分别刮拭10～20次为宜；再运用由轻到重的手法点压、按揉曲池、尺泽和合谷。

3. 暑湿证

取穴：以任脉、督脉、手少阳三焦经、足太阳膀胱经为主。

　　头颈部：风池　大椎

　　肩背部：风门　肺俞

　　胸腹部：膻中　中脘

　　上肢部：合谷　支沟

配穴：胸闷纳呆、汗出不解者，加曲泽、委中。

运板技巧：先用直线轻刮法从枕骨粗隆下刮至大椎穴，即沿督脉循行的方向刮拭，可在大椎穴用点压法重点刮拭，刮拭力度可由轻到重，均匀用力，刮拭10～20次即可；再从后发际两侧凹陷处的风池穴向肩部方向刮拭，每侧刮拭20～30次为宜；风池穴可采用点压、按揉法。每侧从颈上一直刮至肩胛内侧膈俞穴以下，宜用直线刮法、重手法刮拭，每侧刮拭20～30次为宜；再轻柔运用刮痧的点压、按

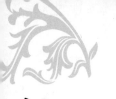
揉法作用于风门、肺俞穴。然后刮拭循行于手臂外侧的大肠经和三焦经，由上向下从曲池穴刮拭至合谷穴和天井穴下至外关穴，分别刮拭10～20次为宜；再运用由轻到重的手法点压、按揉合谷和支沟。

【其他治疗】

1. 耳针法

选肺、内鼻、下屏尖、额，用中、强刺激。咽痛加咽喉、扁桃体穴，毫针刺。

2. 拔罐法

选大椎、身柱、大杼、肺俞拔罐，留罐10分钟。

【注意事项】

刮痧治疗感冒有较好的疗效，尤其在感冒的初期阶段，能够有效缓解症状，大大缩短病程，故此应尽量选择在感冒初期进行刮痧治疗。

刮痧后饮用300～400毫升温开水；刮痧当日最好休息，以利病情恢复；隔1～2日刮痧1次。

咳　嗽

咳嗽是指外感或内伤等因素，导致肺失宣肃，肺气不清，上逆气道，发出咳声或伴咳痰为临床特征的一种病证。历代将有声无痰称为咳，有痰无声称为嗽，有痰有声谓之咳嗽。临床上多为痰声并见，很难截然分开，故以咳嗽并称。

【症状分型】

咳嗽的发病临床当注意辨别外感内伤的不同。

外感咳嗽,多为新病,急性咳嗽,起病急,病程短,常可兼见表证。若咳声重浊,咳痰稀薄色白,常伴鼻塞,流清涕,头痛,肢体酸楚,恶寒发热,无汗,舌苔薄白,脉浮或浮紧者,为风寒袭肺;若咳嗽咳痰不爽,痰黄或黏稠,喉燥咽痛,常伴恶风身热,头痛肢楚,鼻流黄涕,口渴,舌苔薄黄,脉浮数或浮滑者,为风热犯肺;若喉痒干咳,无痰或痰少而黏,咳痰不爽,或痰中带有血丝,咽喉干痛,口鼻干燥,头痛,微寒身热,舌质红干而少津,苔薄白或薄黄,脉浮者,为风燥伤肺。

内伤咳嗽,多为久病,反复发作,病程长,可伴见他脏见证。若咳嗽反复发作,咳声重浊,痰多稠厚成块,色白或黄色,或咳吐血痰,胸闷气憋,或咳引胸痛,痰出则咳缓、憋闷减轻,伴体倦,舌苔白或黄腻,舌质淡或红,脉濡滑或数者,为痰湿或痰热蕴肺;若上气咳逆阵作,痰少质黏,咯之难出,症状随情绪波动而增减,舌红或舌边尖红,舌苔薄黄少津,脉弦数者,为肝火犯肺;若干咳,痰少黏白,或声音嘶哑,口干咽燥,舌质红,少苔,脉细数者,为肺阴亏耗。内伤咳嗽经久难愈,感受外邪亦可急性发作。

【基本治疗】

1. 外感咳嗽

取穴以手太阴肺经为主。

主穴:大椎 风池 风府 风门 肺俞 膻中 尺泽 列缺

配穴:风寒袭肺者,加风门;风热犯肺者,加曲池;风

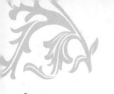
燥伤肺者,加照海。

操作:主穴以针灸疗法为主,风寒证可用灸法。

2.内伤咳嗽

取穴以手太阴肺经为主,依辨证不同随证加减。

主穴:大椎　风门　肺俞　膻中　尺泽　列缺

配穴:痰湿蕴肺,加丰隆,若兼有热象,再加曲池;肝火犯肺,加太冲、行间;肺阴亏耗,加照海。

操作:主穴以针灸疗法为主。

【其他治疗】

拔罐法:患者采用俯坐位或俯卧位,取大小适宜的火罐用闪火法或投火法将火罐吸附在对应的穴位上。留罐10分钟,3～4天治疗1次,也可视皮肤反应、患者体质和病情而定,5次为1个疗程。

【注意事项】

饮食忌肥甘厚腻之品,以免碍脾助湿生痰。若属燥、热、阴虚咳嗽者,忌食辛辣动火食品。各类咳嗽都应戒烟,避免接触烟尘刺激。

哮　喘

中医所指的哮喘有广义和狭义之分,广义哮喘包括由心脏、肺等多种疾病引起的喘息症状,即中医的"喘证";狭义的哮喘是指支气管哮喘,也即中医的"哮证"。哮和喘相类,但哮乃喉及肺中哮鸣音,哮证通常以突然发病、呼吸急促、喉中哮鸣、胸闷不能平卧。气粗、喘息不能平卧为证。

【症状分型】

1. 实证

主症：病程短，或当哮喘发作期，哮喘声高气粗，呼吸深长，呼出为快，体质较强，脉象有力。

兼见咳嗽喘息，咳痰稀薄，形寒无汗，头痛，口不渴，脉浮紧，苔薄白，为风寒外袭；咳喘痰黏，咳痰不爽，胸中烦闷，咳引胸胁作痛，或见身热口渴，纳呆，便秘，脉滑数，苔黄腻，为痰热阻肺。

2. 虚证

主症：病程长，反复发作或当哮喘间歇期，哮喘声低气怯，气息短促，体质虚弱，脉象无力。

兼见喘促气短，喉中痰鸣，语言无力，吐痰稀薄，动则汗出，舌质淡，或微红，脉细数，或软而无力，为肺气不足；气息短促，动则喘甚，汗出肢冷，舌淡，脉沉细，为肾气不足。

【基本治疗】

1. 实证

治法：祛邪肃肺，化痰平喘。取手太阴经穴及相应背俞穴为主。

主穴：列缺　尺泽　膻中　肺俞　定喘

配穴：风寒外袭者，加风门；风热者，加大椎、曲池；痰阻肺热者，加丰隆；喘甚者，加天突。

操作：风寒者用灸法，定喘穴刺络拔罐。

2. 虚证

治法：补益肺肾，止哮平喘。以相应背俞穴及手太阴、

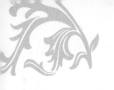

足少阴经穴为主。

主穴：肺俞　膏肓　肾俞　定喘　太渊　太溪　足三里

配穴：肺气不足者，加气海；肾气不足者，加阴谷、关元。

操作：定喘用刺络拔罐。可酌用灸法或拔火罐。

【其他治疗】

1. 耳针法

选平喘、下屏尖、肺、神门、皮质下。每次取2～3穴，捻转法，用中强度刺激，适用于哮喘发作期。

2. 穴位贴敷法

选肺俞、膏肓、膻中、定喘。用白芥子30克、甘遂15克、细辛15克共为细末，用生姜汁调药粉成糊状，制成药饼如蚕豆大，上放少许丁桂散，敷于穴位上，用胶布固定。贴30～60分钟后取掉，局部有红晕微痛为度。若起泡，消毒后挑破，消毒纱布敷盖。

胃　痛

胃痛，又称胃脘痛，是指以上腹胃脘部近心窝处疼痛为主症的病证。

【症状分型】

1. 实证

主症：上腹胃脘部暴痛，痛势较剧，痛处拒按，饥时痛减，纳后痛增。

兼见胃痛暴作,脘腹得温痛减,遇寒则痛增,恶寒喜暖,口不渴,喜热饮,或伴恶寒,苔薄白,脉弦紧,为寒邪犯胃;胃脘胀满疼痛,嗳腐吞酸,嘈杂不舒,呕吐或矢气后痛减,大便不爽,苔厚腻,脉滑,为饮食停滞;胃脘胀满,脘痛连胁,嗳气频频,吞酸,大便不畅,每因情志因素而诱发,心烦易怒,喜太息,苔薄白,脉弦,为肝气犯胃;胃痛拒按,痛有定处,食后痛甚,或有呕血便黑,舌质紫暗或有瘀斑,脉细涩,为气滞血瘀。

2. 虚证

主症:上腹胃脘部疼痛隐隐,痛处喜按,空腹痛甚,纳后痛减。

兼见泛吐清水,喜暖,大便溏薄,神疲乏力,或手足不温,舌淡苔薄,脉虚弱或迟缓,为脾胃虚寒;胃脘灼热隐痛,似饥而不欲食,咽干口燥,大便干结,舌红少津,脉弦细或细数,为胃阴不足。

【基本治疗】

治法:和胃止痛。以足阳明、手厥阴经穴及相应募穴为主。

主穴:足三里　内关　中脘

配穴:寒邪犯胃者,加胃俞;饮食停滞者,加下脘、梁门;肝气犯胃者,加太冲;气滞血瘀者,加膈俞;脾胃虚寒者,加气海、关元、脾俞、胃俞;胃阴不足者,加三阴交、内庭。

操作:治疗方法以针灸为主,足三里用泻法或平补平泻法,疼痛发作时,持续运针1～3分钟,直到痛止或缓解。寒气凝滞、脾胃虚寒者,可用灸法。

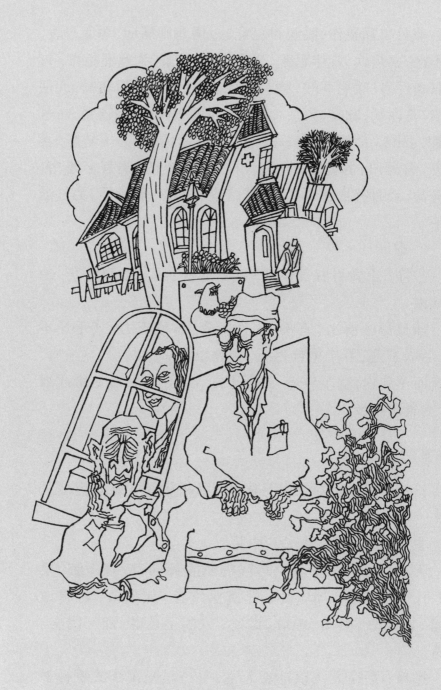

【其他治疗】

1.按摩疗法

取仰卧位,双手重叠,从心窝部向巨阙穴摩擦5分钟,然后按顺时针方向推摩上腹部,至感到温热为宜。用双手掌心沿两肋摩擦,自上而下,反复30次,至感觉到温热为宜。

2.闪罐法

患者取侧卧位,露出腰腹部。用闪火法将玻璃火罐吸拔在中脘、脾俞、胃俞等穴位上施行闪罐20～30下,拔罐需留在穴位上10分钟。每日1次,在症状缓解后,可以改为隔日1次。

泄　泻

泄泻是由于脾胃功能失调,湿邪内盛所导致的以排便次数增多,粪质稀薄,甚至泻出如水样为特征的病证。

【症状分型】

1.急性泄泻

主症:发病势急,病程短,大便次数显著增多,小便次数减少。

兼见大便清稀,水谷相混,肠鸣胀痛,口不渴,身寒喜温,舌淡苔白滑,脉迟,为感受寒湿;便稀有黏液,肛门有灼热,腹痛,口渴喜冷饮,小便短赤,舌红苔黄腻,脉濡数,为感受湿热;腹痛肠鸣,大便恶臭,泻后痛减,伴有未消化的食物,嗳腐吞酸,不思饮食,舌苔垢浊或厚腻,脉滑,为饮食停滞。

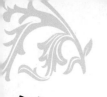
2. 慢性泄泻

主症：发病势缓，病程较长，多由急性泄泻演变而来，便泻次数较少。

兼见大便溏薄，腹胀肠鸣，面色萎黄，神疲肢软，舌淡苔薄，脉细弱，为脾虚；嗳气食少，腹痛泄泻与情志有关，伴有胸胁胀闷，舌淡红，脉弦，为肝郁；症见黎明之前腹中微痛，肠鸣即泻，泻后痛减，形寒肢冷，腰膝酸软，舌淡苔白，脉沉细，为肾虚。

【基本治疗】

1. 急性泄泻

治法：除湿导滞，通调腑气。取足阳明、足太阴经穴为主。

主穴：天枢　上巨虚　阴陵泉　水分

配穴：寒湿者，加神阙，可配用灸法；湿热者，加内庭；食滞者，加中脘。

操作：以灸法为主，每穴艾灸15分钟。神阙用隔姜灸。

2. 慢性泄泻

治法：健脾温肾，固本止泻。取任脉、足阳明、足太阴经穴为主。

主穴：神阙　天枢　足三里　公孙

配穴：肝郁者，加期门、太冲；脾虚者，加气海；肾虚者，加肾俞、命门。

操作：以灸法为主，每穴艾灸15分钟。

【其他治疗】

1. 按摩疗法

被按摩者取仰卧位，用拇指指腹按揉天枢、关元穴，力度要适中,每穴每次各2分钟,至被按摩者感觉酸胀为宜。除拇指外,其余四指并拢,用指腹沿被按摩者的肚脐顺时针方向摩擦20次。用拇指指腹按压被按摩者的足三里,每次5分钟,力度适中,至被按摩者感觉酸胀为宜。被按摩者改为俯卧位,按摩者张开五指,用拇指指腹按压大肠俞、小肠俞穴。

2.耳针法

选大肠、胃、脾、肝、肾、交感。每次3～4穴,中等刺激,用王不留行子贴压。

郁　证

郁证是以心情抑郁、情绪不宁、胸部满闷、胁肋胀满,或易怒易哭,或咽中如有异物梗塞、失眠等为主症的内科常见病证,尤以女性居多。本书主要讨论情志之郁。

【症状分型】

郁证初起多为实证。精神抑郁,情绪不宁,善太息,胸胁胀痛,痛无定处,脘闷嗳气,腹胀纳呆,或呕吐,大便失常,女子月事不行,苔薄腻,脉弦者,为肝气郁结;性情急躁易怒,胸闷胁胀,嘈杂吞酸,口干口苦,大便秘结,或头痛,目赤,耳鸣,舌红苔黄,脉弦数者,为气郁化火;咽中不适,如有物梗阻,咯之不出,咽之不下,胸中窒闷,或兼胁痛,苔白腻,脉弦滑者,为气滞痰郁。

郁证病久多为虚证。精神恍惚,心神不宁,悲忧善哭,时时欠伸,舌淡,苔薄白,脉弦细者,为忧郁伤神;多思善

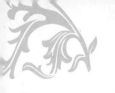

虑，心悸胆怯，少寐健忘，面色不华，头晕神疲，食欲不振，舌质淡，脉细弱者，为心脾两虚；眩晕，心悸，少寐，心烦易怒，或遗精腰酸，妇女则月经不调，舌质红，脉弦细而数者，为阴虚火旺。

【刮痧治疗】

取穴：以任脉、督脉、足太阳膀胱经、足厥阴肝经、手少阴心经为主。

　　头部：百会　四神聪　风池
　　背腰部：心俞　肝俞
　　胸部：天突　膻中　巨阙
　　上肢部：神门　内关
　　下肢部：太冲　行间

配穴：肝气郁结者，加期门、日月；气郁化火者，加足临泣、侠溪；气滞痰郁者，加丰隆；忧郁伤神者，加膈俞、胆俞；心脾两虚者，加心俞、脾俞；阴虚火旺者，加阴郄、神门。

运板技巧：头部两侧刮痧，从头前侧太阳穴附近向风池穴方向刮拭胆经；头顶部向前刮痧，从头顶部的百会穴向前额方向刮拭督脉及两侧膀胱经；头顶部向后刮痧，从头顶部的百会穴向头后部至颈项方向刮拭督脉及两侧膀胱经；先轻刮，然后力量逐渐加重，以患者能够耐受为度，最后再逐渐减力轻刮。每一侧刮拭10～20次为宜，以使患者头部放松、有舒适的感觉为宜；重点刮拭百会、四神聪、太阳和风池穴。

沿膀胱经两侧从大杼穴一直刮至肝俞穴以下，宜用直线刮法、重手法刮拭，每侧刮拭20～30次为宜；再轻柔运用点压、按揉法作用于心俞穴、肝俞穴。然后刮拭循行于手臂内侧的心经和心包经,由上向下从肘窝刮拭至腕横纹,分别刮拭10～20次为宜,重点按揉神门和内关穴。最后用刮板点压、按揉太冲和行间穴20～30次为宜。

【注意事项】

刮痧对于郁证实证者,疗效尤为明显。郁证实证应间隔3～5日刮痧1次,郁证虚证应间隔6～7日刮痧1次,一般连续4次为1个疗程,休息1周后再开始第2个疗程,应坚持治疗2～3个疗程,以免复发。

患者的精神调养极其重要。平素尽量避免精神刺激,心情抑郁时,可进行专业心理咨询或进行一些有益身心放松的文体活动。

刮痧后饮用300～400毫升温开水。

不　寐

不寐亦称"失眠",或称"不得眠""不得卧""目不瞑",是指经常不能获得正常睡眠为特征的一类病证,主要表现为睡眠时间、深度的不足,不能消除疲劳、恢复体力与精力。轻者入睡困难,或寐而不酣,时寐时醒,或醒后不能再寐,重则彻夜不寐。

【症状分型】

不寐的治疗临床当注意辨别虚实。

大凡心烦不寐多梦,甚则彻夜不眠,便秘尿赤者,多属实证。兼见烦躁易怒,头晕头胀,目赤耳鸣,口干口苦,舌

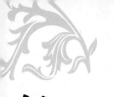

红，苔黄，脉弦数者，为心肝火旺；兼见胸闷脘痞，泛恶嗳气，口苦口臭，舌红，苔厚腻，脉滑者，为胃气失和。

大凡不易入睡，多梦易醒，心悸健忘，头晕目眩，食少便溏，多属虚证。兼见神疲倦怠，腹胀便溏，面色少华，舌质淡，脉细无力者，为心脾两虚；兼见心烦不眠，头晕耳鸣，腰膝酸软，潮热盗汗，五心烦热，咽干少津，男子遗精，女子月经不调，舌红少苔，脉细数者，为心肾不交；兼见触事易惊，终日胆怯，气短自汗，倦怠乏力，小便清长，舌淡，脉弦细者，为心胆气虚。

【刮痧治疗】

取穴：按"穴-经-部"理论，以督脉、足太阳膀胱经、手少阴心经为主。

头部：百会　四神聪　太阳　风池
背腰部：心俞　肾俞
上肢部：神门　内关
下肢部：三阴交

配穴：心肝火旺者，加肝俞、行间；胃气失和者，加胃俞、中脘；心脾两虚者，加脾俞、足三里；心肾不交者，加劳宫、太溪；心胆气虚者，加胆俞。

运板技巧：头部两侧刮痧，从头前侧太阳穴附近向风池穴方向刮拭胆经；头顶部向前刮痧，从头顶部的百会穴向前额方向刮拭督脉及两侧膀胱经；头顶部向后刮痧，从头顶部的百会穴向头后部至颈项方向刮拭督脉及两侧膀胱经；先轻刮，然后力量逐渐加重，以患者能够耐受为度，最后再逐渐减力轻刮。每一侧刮拭10～20次为宜，以使患者头部放松、有舒适的感觉为宜；重点刮拭百会、四神聪、太阳和风池穴。

沿膀胱经两侧从大杼穴一直刮至肾俞穴以下，宜用直线刮法、重手法刮拭，每侧刮拭20～30次为宜；再轻柔运用点压、按揉法作用于心俞、肾俞穴。然后刮拭循行于手臂内侧的心经和心包经，由上向下从肘窝刮拭至腕横纹，分别刮拭10～20次为宜，重点按揉神门和内关穴。最

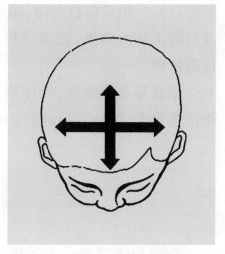

头部刮拭图 ▲

后沿小腿前内侧面的足太阴脾经从胫骨下方刮至踝部，刮拭20～30次为宜，并用刮板点压、按揉三阴交穴。

【其他治疗】

1. 耳针法

选皮质下、心、肾、肝、神门、垂前、耳背心。毫针刺，或揿针埋藏，或王不留行子贴压。

2. 皮肤针法

自项至腰部督脉和足太阳经背部第1侧线，用梅花针自上而下叩刺，叩至皮肤潮红为度，每日1次。

3. 拔罐法

自项至腰部足太阳经背部侧线，用火罐自上而下行走罐，以背部潮红为度。

【注意事项】

睡眠环境宜安静，睡前避免饮用浓茶、咖啡及其他兴奋

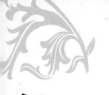
刺激之品。注意作息有序，适当地参加体育活动等，对于提高治疗不寐的效果，改善体质及提高工作、学习效率，均有促进作用。

不寐属心神病变，应注意精神调摄，做到喜怒有节，解除忧思焦虑，保持精神舒畅。

心　悸

心悸是指气血阴阳亏虚，或痰饮瘀血阻滞，致心失所养，心脉不畅，心神不宁引起心中急剧跳动，惊慌不安，不能自主为主要表现的病证。

【症状分型】

心虚胆怯：心悸不宁，善恐易惊，坐卧不安，少寐多梦而易惊醒，食少纳呆，恶闻声响。舌淡红，苔薄白，脉细数或细弦。

心脾两虚：心悸气短，头晕目眩，面色无华，神疲乏力，纳呆食少，腹胀便溏，少寐多梦，健忘。舌淡红，苔薄白，脉细弱。

阴虚火旺：心悸易惊，心烦失眠，五心烦热，口干，盗汗，伴有耳鸣，腰膝酸软，头晕目眩。舌红少津，苔少或无，脉细数。

水饮凌心：心悸眩晕，肢面浮肿，下肢为甚，甚者咳喘，不能平卧。胸脘痞满，纳呆食少，渴不欲饮，恶心呕吐，形寒肢冷，小便不利。舌质淡胖，苔白滑，脉弦滑或沉细而滑。

血瘀气滞：心悸，心胸憋闷，心痛时作，两胁胀痛，善太息，形寒肢冷，面唇紫暗，爪甲青紫。舌质紫黯，或有瘀点，瘀斑，脉涩，或结，或代。

【基本治疗】

治法：以手厥阴心包经穴为主，以针灸平补平泻法治疗。

主穴：内关　神门　厥阴俞　郄门　通里

配穴：心虚胆怯者，配日月、胆俞；心脾两虚者，加心俞、脾俞；阴虚火旺者，加太冲；水饮凌心者，加中脘；血瘀气滞者，加膻中、太冲。

头　痛

头痛是临床上常见的自觉症状，可单独出现，也可出现于多种急慢性疾病之中。为反复发作的额、颞、顶、枕部疼痛，可表现为跳痛、钻痛、胀痛、重痛、空痛、隐痛等，可持续数小时至数天，给患者带来极大的痛苦。

【症状分型】

头痛的辨证首先辨别外感、内伤，再以部位辨别经络。

大凡外感头痛起病急，病程短，疼痛较剧，多为持续性，多呈重痛、胀痛、掣痛、跳痛、灼痛，痛而拒按，痛无休止，常伴有恶寒、发热、鼻塞、流涕等表证，多属实证。若恶风畏寒，遇风加剧，舌苔薄白，脉浮或浮紧者，为风寒头痛；若头痛而胀，发热汗出，口渴欲饮，便秘溲黄，舌红，苔薄黄，脉浮数者，为风热头痛；头痛如裹，肢体酸重，口中黏腻，胸闷呕

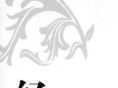
恶,小便短赤,舌苔腻,脉濡数者,为风湿头痛。

大凡内伤头痛起病缓慢,病程长,时轻时重,反复发作,疼痛徐缓,多呈昏痛、隐痛、空痛,痛势悠悠,劳累加重,痛而喜按,痛无定处,常伴有脏腑失调,如心悸、失眠等,有虚、实、虚实夹杂。若头痛目眩,心烦易怒,夜眠不宁,或兼胁痛,面红口苦,苔薄黄,脉弦有力者,为肝阳头痛;若头痛昏蒙,胸脘满闷,呕恶痰涎,苔白腻,脉滑者,为痰浊头痛;若兼心悸不宁,神疲乏力,面色无华,舌淡苔薄白,脉细弱者,为血虚头痛;若头空而痛,每兼眩晕,腰痛酸软,乏力耳鸣,舌红少苔,脉细无力者,为肾虚头痛;若头痛屡发,经久不愈,痛有定处,固定不移,痛如锥刺者,为血瘀头痛。

此外,按照经络辨证,前额及眉棱骨痛,属阳明经;头两侧痛,属少阳经;头后痛属太阳经;巅顶头痛,属厥阴经。

【刮痧治疗】

取穴:按"穴-经-部"理论,以督脉、足太阳膀胱经、足少阳胆经、手阳明大肠经、足阳明胃经为主。

头部:百会　神庭　角孙　哑门　太阳　曲鬓
项部:风池
背腰部:膈俞　脾俞　胃俞　肾俞
上肢部:合谷　曲池
下肢部:太冲

配穴:风寒头痛者,加前发际至印堂的督脉循行线;风热头痛者,加外关、曲池、鱼际;风湿头痛者,加曲泽、委中、阴陵泉;阳明头痛者,加内庭;少阳头痛者,加率谷、外关;太阳头痛者,加天柱、后溪、昆仑;厥阴头痛者,加四神聪;

肝阳头痛者，加行间、肾俞、太溪；痰湿头痛者，加丰隆、阴陵泉；血虚头痛者，加脾俞、胃俞、足三里；肾虚头痛者，加三阴交、太溪；血瘀头痛者，加膈俞、血海。

运板技巧：头部两侧刮痧，从头前侧太阳穴附近向风池穴方向刮拭胆经；头顶部向前刮痧，从头顶部的百会穴向前额方向刮拭督脉及两侧膀胱经；头顶部向后刮痧，从头顶部的百会穴向头后部至颈项方向刮拭督脉及两侧膀胱经；先轻刮，然后力量逐渐加重，以患者能够耐受为度，最后再逐渐减力轻刮。每一侧刮拭10～20次为宜，以使患者头部放松、有舒适的感觉为宜；重点刮拭百会、角孙、风池和太阳穴。

沿膀胱经两侧从大杼穴一直刮至肾俞穴以下，宜用直线刮法、重手法刮拭，每侧刮拭20～30次为宜；再轻柔运用点压、按揉法作用于膈俞、脾俞、胃俞和肾俞穴。然后刮拭循行于手臂外侧的大肠经，由上向下从肘部刮拭至腕横纹，刮拭10～20次为宜，重点按揉曲池和合谷穴。最后用刮板点压、按揉太冲穴20～30次为宜。

【注意事项】

刮痧后饮用300～400毫升温开水。刮痧当日最好休息1天，以利病情恢复。

患者平时应注意通利大便，饮食忌辛辣助火之物，并注意慎劳节欲。

外感头痛在症状缓解之后间隔2～3日再刮痧1次，以利巩固疗效；内伤头痛应间隔6～7日刮痧1次，连续4次为1个疗程，休息2周后再开始第2个疗程，应坚持治疗2～3个疗程，以免复发。

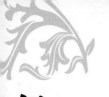

眩 晕

眩晕是以目眩、头晕为主要表现的一种病证,临床头晕、目眩两者常同时并见,轻者闭目可止,重者如坐车船,旋转不定,不能站立,或伴有恶心、呕吐、汗出、面色苍白等症状,严重时可突然昏倒。

【症状分型】

眩晕的发病临床当注意辨别标本虚实。大凡如每因恼怒加重病情,口苦,舌红苔黄,脉弦者,为肝阳上亢,属于本虚标实。头重如裹,视物旋转,胸闷作呕,呕吐痰涎,食少多寐,苔白腻,脉濡滑者,为痰浊中阻,属于实证。如眩晕遇劳即发,面色无华,唇甲、毛发不泽,心悸少寐,神疲懒言,饮食减少,舌质淡,脉细弱者,为气血亏虚;如腰膝酸软,耳鸣,脉细者,为肝肾阴虚,皆本虚之证。

【刮痧治疗】

取穴:以督脉、足太阳膀胱经、足厥阴肝经为主。

头部:百会 四神聪 太阳 风池

背腰部:心俞 肝俞 脾俞

上肢部:曲池 内关

下肢部:太冲 三阴交

配穴:肝阳上亢者,加肾俞、行间;痰浊中阻者,加中脘、丰隆;气血亏虚者,加气海、足三里;肝肾阴虚者,加悬钟、太溪。

运板技巧:头部两侧刮痧,从头前侧太阳穴附近向风池穴方向刮拭胆经；头顶部向前刮痧，从头顶部的百会穴向前额方向刮拭督脉及两侧膀胱经；头顶部向后刮痧，从头顶部的百会穴向头后部至颈项方向刮拭督脉及两侧膀胱经；先轻刮，然后力量逐渐加重，以患者能够耐受为度，最后再逐渐减力轻刮。每一侧刮拭10～20次为宜，以使患者头部放松、有舒适的感觉为宜；重点刮拭百会、四神聪、太阳和风池穴。沿膀胱经两侧从大杼穴一直刮至脾俞穴以下，宜用直线刮法、重手法刮拭，每侧刮拭20～30次为宜；再轻柔运用点压、按揉法作用于心俞、肝俞和脾俞穴。然后刮拭循行于手臂上外侧的大肠经和内侧心包经，由上向下从肘部刮拭至腕横纹，分别刮拭10～20次为宜，重点按揉曲池和内关穴。最后用刮板点压、按揉太冲和三阴交穴20～30次为宜。

【注意事项】

刮痧治疗眩晕有较好的疗效，特别对于高血压、低血压、梅尼埃病所致眩晕有较好的疗效。

患者平时宜安静，避免乘车船。饮食以清淡易消化为原则，忌肥腻生痰之品。

刮痧后饮用300～400毫升温开水。

实证应间隔4～5日刮痧1次，虚证应间隔6～7日刮痧1次，连续4次为1个疗程，休息2周后再开始第2个疗程，应坚持治疗2～3个疗程，以免复发。

高 血 压

高血压又称原发性高血压，以持续性动脉压增高为主

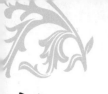

要表现，尤其是舒张压持续升高为特点的全身性、慢性血管疾病。若成人收缩压≥18.7千帕（140毫米汞柱），舒张压≥12千帕（90毫米汞柱），排除继发性高血压，并伴有头痛、头晕、耳鸣、健忘、失眠、心悸等症状即可确诊，晚期可导致心、肾、脑等器官病变。属中医"头痛""眩晕"范畴。

【症状分型】

以头痛、头晕、血压持续超过18.7千帕/12千帕（140/90毫米汞柱）为主症，可伴有耳鸣、健忘、失眠、心悸等症状。

刮痧疗法主要适应于1、2级期高血压。

1级：舒张压大部分波动在12～13.3千帕（90～99毫米汞柱）间，休息后可降至正常，无脑、心、肾或眼底器质性病变。

2级：舒张压持续超过13.3千帕（99毫米汞柱），休息后不能降至正常，并合并脑、心、肾的轻度损伤中的一项或一项以上。

【刮痧治疗】

取穴：以督脉、足太阳膀胱经、手阳明大肠经、足阳明胃经为主。

头部：太阳　百会　风池

面部：印堂

背腰部：大椎　心俞　肝俞　肾俞

上肢部：曲池　手三里

下肢部：足三里　丰隆

运板技巧：先用弧线刮法刮拭头两侧太阳到风池穴部

位，头正中部印堂到百会穴部位，百会到风池穴部位；再用直线刮法刮拭督脉大椎到腰阳关穴部位及相应足太阳膀胱经第1侧线循行部位；然后用直线刮法刮拭上肢曲池至手三里穴部位，下肢足三里至丰隆穴部位。每个部位各刮拭20～30次，并在主穴上进行点压刮拭，此为1遍。

按照上述刮拭方法重复3遍之后，再对患者的大椎、肝俞穴进行放痧治疗。放痧具体方法：受试者俯卧，碘伏消毒局部皮肤，75%乙醇脱碘，待干后三棱针点刺已刮拭穴位数下，以皮肤表面微微出血并用抽气罐抽吸以助血液排出。每周治疗1次，共治疗4次。

【注意事项】

保证充足的睡眠，晨起时勿立即坐起。

根据年龄和病情选择慢跑、快走、打太极、气功等运动。若出现心慌气急时应就地休息，避免竞技性和力量性运动。

保持良好的心理状态，避免情绪激动、精神紧张。指导使用放松技术，多听舒缓的音乐，缓慢深呼吸。

更年期综合征

更年期综合征是指由于卵巢功能退行性改变，致使内分泌失调和自主神经功能紊乱而引起的一群症状。多数患者为45岁以上的绝经期妇女，男性则60岁左右好发。

【症状】

女性患者初起多有月经不规则，以后完全闭经。患者

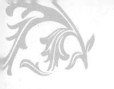
自觉症状严重,常出现阵发性面部、颈部、胸部潮红,易出汗,头痛头晕,失眠多梦,精神抑郁,烦躁易怒,食欲不振,部分患者可有关节肌肉痛、皮肤瘙痒等症状。

【治疗】

取穴:以足太阴脾经、足厥阴肝经、足太阳膀胱经、任脉为主。

百会　风池　膻中　气海　关元　子宫　肾俞　心俞　肝俞　足三里　三阴交　太溪　太冲

按摩疗法:用拇指指腹按压百会、风池、膻中、气海、关元、子宫,每穴每次各2分钟。用双手手掌推摩两侧腋下,反复10次。用手掌根部推拿大腿前面、小腿外侧,各30次。用拇指指腹按压足三里、三阴交、太溪、太冲穴,每穴每次各3分钟。

拔罐法:患者取俯卧位,充分暴露背部。取肾俞、心俞、肝俞穴对应的部位,用吸附法施以吸拔罐法,留罐10分钟。隔日1次,10次为1个疗程,每个疗程需间隔3日,长期坚持即可。

骨伤科病证

颈 痛

　　落枕为单纯性肌肉痉挛，一年四季均可发生，系由睡眠时颈部位置不当，或因负重颈部扭转或风寒侵袭项背，局部脉络受损，经气不调所致。以单纯性颈项强痛，活动受限为主要临床表现。

【症状分型】

　　本病的病因多由睡眠姿势不当，或负重颈部扭转受伤，或外感风寒后所致。气滞血瘀型落枕，临床表现为晨起颈项疼痛活动不利，活动时患侧疼痛加剧，头部歪向病侧，舌脉如常人；风寒外袭型，则表现为颈部疼痛、头转侧受限，并伴恶风微发热、头痛等表证，舌淡，苔薄白。

【刮痧治疗】

　　取穴：按"穴-经-部"理论，以足太阳膀胱经、足少阳

胆经、手少阳三焦经为主。

项部：颈百劳　大椎　天柱

肩部：肩外俞　阿是穴

上肢部：合谷　外关　列缺

运板技巧：先用直线轻刮法从枕骨粗隆下刮至大椎穴，即沿督脉循行的方向刮拭，可在大椎穴用点压法重点刮拭，刮拭力度可由轻到重，均匀用力，刮拭10～20次即可；再从后发际两侧凹陷处的风池穴向肩部方向刮拭，每侧刮拭20～30次为宜；肩后部刮痧，先用直线轻刮法由内向外、自上而下刮拭肩胛冈和斜方肌周围，每一部位刮拭20～30次为宜，肩外俞和阿是穴可以使用由轻到重的手法刮拭，并结合弹拨法刮之；再刮拭循行于手臂外侧的大肠经和三焦经，由上向下从肘部刮拭至腕横纹，分别刮拭10～20次为宜，重点按揉合谷、外关和列缺穴。

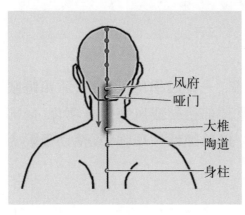

风府
哑门
大椎
陶道
身柱

▲　大椎穴

肩　周　炎

肩周炎是指关节囊和周围软组织的一种退行性、慢性的病理变化，以肩周围疼痛、活动功能障碍为主要表现，其名称较多，如本病好发于50岁左右，故也称"五十肩"；因患者局部常畏寒怕冷，且功能活动明显受限，形同冰冷而固结，故称"冻结肩"。此外还有"漏肩风""肩凝症"等称谓。

【 症状分型 】

本病以肩周疼痛，夜间尤甚为特点，常因天气变化及劳累而诱发。患者肩部肌肉可有萎缩，肩前、后、外侧均有压痛，外展功能受限明显，出现典型的"扛肩"现象，X线检查多为阴性，病程久者可见骨质疏松。

如肩部窜痛，遇风寒痛增，畏风恶寒为外邪内侵型；肩部肿胀，疼痛拒按，夜间为甚，舌暗或有瘀点则为气滞血瘀型；肩部酸痛，劳累后疼痛加重，伴头晕目眩，气短懒言则为气血虚弱型。临床上以外邪内侵型最为常见。

【 刮痧治疗 】

取穴：按"穴-经-部"理论，以手阳明大肠经、手少阳三焦经、手太阳小肠经为主。

肩部：肩髃　肩髎　肩贞　臂臑　阿是穴

上肢部：曲池　外关　手三里

下肢部：阳陵泉

配穴：气血虚弱型加气海、关元。

运板技巧：沿大肠经、三焦经和小肠经的走向，自上而下刮拭三角肌周围，每一条经脉刮拭10～20次为宜，重点刮拭肩髃、肩贞、肩髎和臂臑穴。再刮拭循行于手

▼ 上肢刮拭图

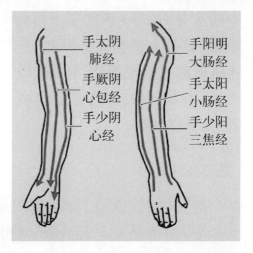

手太阴
肺经
手厥阴
心包经
手少阴
心经

手阳明
大肠经
手太阳
小肠经
手少阳
三焦经

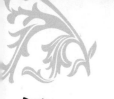
臂外侧的大肠经和三焦经,由上向下从肘部刮拭至腕横纹,分别刮拭10～20次为宜,重点按揉曲池、手三里和外关穴。阳陵泉和阿是穴可以使用由轻到重的手法刮拭,并结合弹拨法刮之。

【其他治疗】

刺络拔罐法:选局部压痛点,用皮肤针或三棱针在肩部压痛点点刺,使少量出血,加拔火罐。

腰　　痛

腰痛,是指一侧或双侧腰部疼痛,甚则痛连脊骨。

【症状分型】

主症:腰部疼痛。疼痛在腰脊中部,为督脉病证;疼痛部位在腰脊两侧,为足太阳经证。

兼见腰部受寒史,天气变化或阴雨风冷时加重,腰部冷痛重着、酸麻,或拘挛不可俯仰,或痛连臀腿者,为寒湿腰痛;腰部有劳伤或陈伤史,劳累、晨起、久坐加重,腰部两侧肌肉触之有僵硬感,腰痛如刺,痛处固定不移者,为瘀血腰痛;起病缓慢,腰部隐隐作痛,酸多痛少,乏力易倦,脉细者,为肾虚腰痛。

【基本治疗】

治法:活血通经。以局部阿是穴和膀胱经穴为主。
主穴:阿是穴　大肠俞　委中

操作：寒湿证、肾虚证用艾灸疗法为主；瘀血证予刺络拔罐。

配穴：寒湿腰痛者，配腰阳关；瘀血腰痛者，加膈俞；肾虚腰痛者，加肾俞、命门、志室；督脉病证者，加后溪；足太阳经证者，加申脉。

【其他治疗】

1. 耳针法

取患侧耳穴腰骶椎、肾、神门，毫针刺后嘱患者活动腰部；或用王不留行子贴压。

2. 皮肤针法

选择腰部疼痛部位，用皮肤针叩刺出血，加拔火罐。适用于寒湿腰痛和瘀血腰痛。

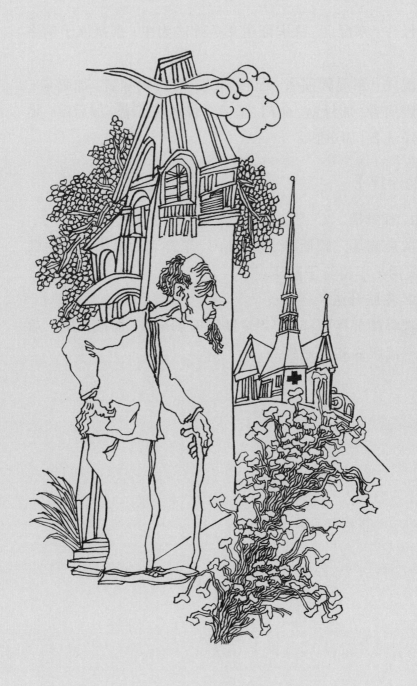

外科、五官科病证

湿 疹

本病是一种常见的皮肤病。如发于面部的为"奶癣"（婴儿湿疹），发于耳部的为"旋耳疮"，发于阴囊部的为"肾囊风"，发于肘部腘窝部的为"四弯风"等。

【症状分型】

1. 湿热证

本病初起时，在局部皮肤上发红作痒，迅速即出现丘疹或小疱，搔破之后，变成糜烂。常伴有腹痛，便秘或腹泻，小便短赤，身热头痛等，苔薄或黄腻，脉浮滑或滑数。

2. 血虚证

病情反复，病程较长，皮肤损害处颜色黯褐，粗糙肥厚，瘙痒，并有脱屑等，舌质淡，苔薄白，脉细弦。

【治疗】

主穴：风池　大椎　肺俞　曲池　合谷　血海　足三

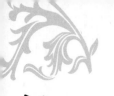

里 三阴交

操作：以针刺疗法为主，并用三棱针点刺局部以及大椎、肺俞穴放血，配合拔罐。

配穴：湿热证加阴陵泉；血虚证加膈俞。

【注意事项】

治疗期间注意选用护肤用品。嘱患者不得食用辛辣刺激性食物，保持情绪稳定，勿搔抓，不可使用热水烫洗患处。

耳鸣耳聋

耳鸣耳聋都是听觉异常的症状。耳鸣是指自觉耳内鸣响，耳聋是指听力减退或听觉丧失。耳鸣常常是耳聋的先兆。两者在病因及治疗方面大致相同，故合并论述。

【症状分型】

实证：暴病耳聋，或耳中闷胀，鸣声不断，声响如蝉鸣或海潮声，按之不减。肝胆火旺者，多见面赤，口干，烦躁善怒，脉弦。痰热郁结者，多见胸闷痰多，脉滑数。

虚证：久病耳聋，或耳鸣时作时止，声细调低，操劳则加重，按之鸣声减弱。多兼有头晕，腰酸，遗精，带下，脉虚细。

【基本治疗】

1. 实证

治法：清肝泻火，疏通耳窍。以足少阳、手少阳经穴为主。

主穴：翳风　听会　侠溪　中渚

操作：针灸疗法以泻法为主。

配穴：肝胆风火者，加太冲、丘墟；外感风邪者，加外关、合谷。

2. 虚证

治法：益肾养窍。以足少阴、手太阳经穴为主。

主穴：太溪　照海　听宫

操作：针灸疗法以补法为主。

配穴：肾气不足者，加肾俞、气海；肝肾亏虚者，加肾俞、肝俞。

【其他治疗】

1. 耳针法

选心、肝、肾、内耳、皮质下。暴聋者，毫针强刺激；一般耳鸣、耳聋中等刺激量，用王不留行子贴压。

2. 按摩疗法

用示指在听宫穴上下来回推20次，以局部产生轻微的酸胀感为宜。两掌搓热，用两掌心掩耳，中指按在后头部风池、翳风穴处。再将示指叠在中指上，敲击枕骨下方，使耳内可闻及类似击鼓的声音，重复3～5次。将一手示指指腹放在对侧的外关穴上，用力按压1分钟，双手交替进行。

【注意事项】

虚证耳鸣夜间较甚，因此而妨碍睡眠，睡前可用热水浸泡双足，或以手用力摩按两足底涌泉穴，令其极热，可引火归元，导其阴阳相交，减轻耳鸣症状。另外，要重视心理疏导。

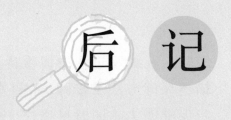

后 记

　　我国已进入老龄化社会，预计到2020年，全国60岁以上老年人将增加到2.55亿。整个社会对防病保健及养生、抗衰老都有迫切的要求。伴随着经络养生的热潮，养生会所、中医馆遍地开花。

　　生活中，许多疾病的产生都是老年人缺乏正确的健康引导，缺乏基本的防治知识。一些非专业人士的信息充斥各种媒体，还有一些保健、养生的虚假或片面宣传信息大量出现，使老百姓难分真假。

　　经络养生是一门深奥的学问，如果离开专业人士的指导，很容易步入误区。如果操作有误，不仅不能达到养生的目的，还可能给身体造成伤害。为了让经络真正成为老年人的养生保健指南，有必要把经络养生的认识再提炼加工，以科普的形式传播给老年人。

　　笔者长期从事针灸的临床、科研与教学，作为上海市老年大学兼职教师，多年来面向老年群体传播经络养生相关课程，传授防重于治及经络养生理念。《经络养生》系"老年健康生活系列丛书"之一，从提议到构思，再到落笔、修改，历时大半载。本书的编写既参考了笔者在老年大学的教学经验，也结合了长期的临床经验。在编写过程中慎重挑选老年人常见病种，翔实描述保健方法及步骤，希望本书能增进老年朋友的自我保健能力。同时恳请广大读者提出宝贵意见，以帮助我们不断丰富本书的内容。

相信本书能让读者更加真实地理解经络养生的真谛，并学会正确使用人体经络的方法，能够帮助老年人养生祛病，为广大老年朋友带来福祉。

感谢上海市针灸学会刮痧专业委员会主任委员葛林宝教授对本书编写的指导，感谢上海市针灸学会刮痧专业委员会副主任委员徐鸣曙副研究员提出的宝贵建议。此外，高级保健刮痧师陈靓做了部分文案工作，上海市中医医院徐光耀主治医师提供了部分素材，在此一并感谢！

编　者

2018 年 8 月

图书在版编目（CIP）数据

经络养生 / 陈春艳编著. —上海：上海科学普及出版社，2018
（老年健康生活丛书 / 陈积芳主编）
ISBN 978－7－5427－7291－6

Ⅰ. ①经… Ⅱ. ①陈… Ⅲ. ①老年人－养生（中医）Ⅳ. ①R161.7

中国版本图书馆CIP数据核字（2018）第160422号

策划统筹	蒋惠雍
责任编辑	俞柳柳
助理编辑	陈星星
装帧设计	赵　斌
绘　　画	余柏年

经络养生

陈春艳　编著

上海科学普及出版社出版发行

（上海中山北路832号　邮政编码200070）

http://www.pspsh.com

各地新华书店经销　　上海盛通时代印刷有限公司印刷
开本　710×1000　1/16　　印张 14.625　　字数 165 000
2018年8月第1版　　2018年8月第1次印刷

ISBN 978－7－5427－7291－6

定价：39.00元

本书如有缺页、错装或坏损等严重质量问题
请向工厂联系调换
联系电话：021-37910000